내 몸
해독의 시작
배변력

일러두기
———
본문에 나오는 통계나 조사 결과는 우리나라 실정으로 교체하였습니다.
약품의 명칭은 우리나라에서 시판되는 이름으로 표기하였습니다.

[HAIBENRYOKU] WO TSUKETE BENPI WO NAOSU HON - SENMONI GA OSHIERU
[BENI REHABILI] © TSUNEO MATSUIKE 2012
Originally published in Japan in 2012 by Makino Shuppan., Tokyo,
Korean translation rights arranged with Makino Shuppan., Tokyo,
through TOHAN CORPORATION, TOKYO, and BC AGENCY, SEOUL.

이 책의 한국어 판 저작권은 BC 에이전시를 통한 저작권자와의 독점 계약으로 삼호미디어에 있습니다.
저작권법에 의해 한국 내에서 보호를 받는 저작물이므로 무단전재와 복제를 금합니다.

일주일이면 장이 달라진다

내 몸
해독의 시작
배변력

마쓰이케 쓰네오 지음 | 노경아 옮김

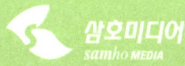

PROLOGUE

    65세의 주부인 K씨는 20년 동안 변비약을 손에서 놓지 못하고 있었다. 젊을 때부터 변비 증상이 약간 있긴 했지만 40대 후반부터 증상이 심해지자 약을 먹기 시작했다.

    당시 K씨는 갱년기에 들어서면서 몸이 부쩍 안 좋아졌다. 파트타임으로 하던 슈퍼마켓 일마저 그만두어야 할 정도였다. 일을 그만두자 규칙적이던 생활 리듬이 흐트러졌고 점심을 거르는 날도 많아졌다. 더불어 배변도 불규칙해졌다.

    그래서 처음에는 별 생각 없이 변비약을 사 먹었다고 했다. 그러자 꽉 차 있던 변이 손쉽게 나왔고, 그 후로는 변비가 생길 때마다 약을 먹게 되었다.

    그런데 약을 먹고 변을 볼 때면 배도 아프고 변의 상태도 심각한 설사에 가까웠다. '이대로 약에 의존해서는 안 되겠다'는 생각에 약을 끊으려고 한 적도 있었다. 하지만 그때는 이미 약 없이는 전혀 배변을 할 수 없는 상태가 되어 있었다. 변비약을 끊었더니 밥을 먹으면 배가 부풀어 올라 괴로웠다. 나중에는 속이 메슥거리고 식욕도 없어졌다. 변비에 좋다는 음식과 건강보조식품을 찾아서 먹어보아도 별 효과가 없었다. 배가 너무 부풀어 올라서 입던 치마가 안 맞을 정도가 되자 하는 수 없이 다시 변비약을 먹기 시작했다.

4~5일에 한 번 복용하던 것이 3일에 한 번이 되고 결국 매일 복용하게 되기까지는 그리 오랜 시간이 걸리지 않았다. 그리고 그런 상황은 20년이나 계속되었다.

결국 불안해진 K씨는 우리 클리닉을 찾아왔다. "변비약을 먹은 후 변비가 점점 심해져서 걱정이에요"라며 무척 불안한 얼굴로 말했다. 그녀는 변비약을 매일 복용하는 건 물론이고 하루에 20알이나 먹을 때도 있다고 했다. 기준량의 10배나 되는 양이다.

나는 위·대장 내시경 검사와 소화기 내과를 전문으로 하므로 변비 환자를 많이 만나게 된다. 그런데 그중에는 암이나 용종 등의 질병 때문에 변비가 생긴 환자보다 단순한 만성 변비 환자가 훨씬 많다.

수많은 사람들이 변비의 고충을 토로한다. 식이요법도 시도해보고 생활방식도 바꿔보았지만 변비를 해소하지 못한 사람들이다. 그중에는 K씨처럼 매일 기준량 이상의 약을 복용하며, 약 없이는 배변을 전혀 못 하는 '변비약 의존증' 환자도 많다.

대개 젊은 여성들에게 심각한 변비가 많다고들 하지만 사실 고령인 환자들도 많이 찾아온다. 장의 움직임은 나이를 먹을수록 둔해지기 때문이다. 또 고령자들 중에는 부모를 보살피느라 생활이 불규칙해졌거나 퇴직한 후 운동을 게을리한 사람이 많다. 혹은 암 수술을 받은 후 장에 유착(수술할 때 장기가 공기와 접촉한 탓에 장기끼리

들러붙는 현상)이 생긴 사람도 꽤 많다. 그 결과 장의 움직임이 둔해져서 변비가 심해지는 것이다.

심각한 변비를 겪다 보면 대개는 '변을 배출하는 것이 중요하다', '어떻게든 변을 배출해야 한다'는 강박관념이 생겨 변비약에 쉽게 손을 대게 된다.

물론 변을 내보내는 것도 중요하지만 그것만으로는 변비를 고칠 수 없다. 변비약은 일시적으로는 변비를 해소해줄지 몰라도 장기간 복용하면 스스로 변을 배설하는 몸의 기능, 즉 '배변력'을 저하시킨다. 이렇게 되면 자연스러운 배변이 불가능해진다.

변비 환자의 장을 내시경으로 들여다보면 장이 거의 움직이지 않는다. 배변력이 극도로 약해져서 음식을 먹어도 움직이지 않고 장에 내용물이 가득 차 있어도 변의가 일어나지 않아 배변을 할 수 없다. 게다가 변비약의 부작용으로 색소가 침착해 장점막에 검버섯이 생긴 경우도 있다. 아직 병은 없지만 장 기능에 분명히 장애가 생긴 것이고, 이를 오래 방치하면 결국은 몸에 이상이 생길 가능성이 크다. 장은 음식을 소화시킬 뿐만 아니라 노폐물을 배출하는 해독 작용, 병원균으로부터 몸을 지키는 면역 작용 등 다양한 기능을 담당하기 때문이다.

따라서 진정한 변비 치료는 '장을 재활시키는 훈련'이라고 할 수 있다. 장 기능을 잃은 상태이므로 치료는 그 기능을 회복시키는 것을 목적으로 삼아야 한다. 이 본질을 외면한 채 변비약을 써서 변만 억지로 내보낸다면 영원히 변비를 고칠 수 없다.

이 사실을 알게 된 후로 나는 변비약에 의존하지 않고 장 기능을 회복시킬 방법을 연구해왔다. 그리고 시행착오를 거쳐 만들어낸 프로그램으로 수많은 환자들을 치료했다.

변비 치료에서 무엇보다 중요한 것은 생활습관을 개선하는 일이다. '병원에만 가면 변비를 고칠 수 있다'고 생각하는 사람도 있겠지만 사실은 그렇지 않다. 아무리 뛰어난 의사라도 환자 자신이 끈질기게 생활습관을 개선하지 않는 한 결코 변비를 고칠 수 없다.

따라서 굳은 의지를 가지고 스스로 생활습관을 개선하려는 노력을 해야 한다. 여기에 의사의 도움이 더해진다면 아무리 심각한 변비라도 희망이 보일 것이다. 실제로도 이런 과정을 거쳐 지금까지 많은 사람들이 변비약을 줄이거나 끊었다. 그리고 마침내 스스로 배변할 수 있게 되었다. 앞서 소개한 K씨도 그중 한 사람이다.

변비를 경험해보지 못한 사람은 '변이란 때가 되면 저절로 나오는 것'이라고 생각할 것이다. 그러나 약 없이 자연스럽게 배변한다는 것이 얼마나 행복한 일인지는 겪어본 사람만이 알 수 있다. 힘들어하던 환자가 약 없이 환하게 웃는 얼굴을 보여줄 때 나는 인간의 당연한 기능인 배변 기능을 회복시킨 보람을 느낀다.

이 책에는 배변력을 회복하기 위해 가정에서 스스로 실천할 수 있는 방법들을 구체적으로 소개해놓았다. 변비로 고통받는 많은 사람들이 이 책을 통해 변비를 치료할 수 있다면 참으로 기쁠 것이다.

CONTENTS

Prologue · 4

PART 1
장은 제2의 뇌, 그 정교한 기능

계속 증가하는 변비 환자 · 14
변비를 방치하면 대장암의 원인이 된다 · 17
그까짓 변비, 그래도 변비 · 20
정상적인 배변의 원리 · 23
장은 뇌 다음으로 신경세포가 많은 기관 · 28
장과 뇌는 연동한다 · 31
가벼운 변비가 악화되는 10가지 이유 · 34
변비를 악화시키는 가장 큰 원인은 스트레스 · 41
자신의 변비 정도를 파악하자 · 44
배변력은 반드시 회복된다 · 48

PART 2
변비약으로는 변비를 고칠 수 없다

약이 증상을 악화시킨다 · 52
약을 끊지 못하는 변비약 의존증 · 55
변비약의 부작용 · 58
변의가 없는 것은 몸이 자연스러운 배변을 잊었다는 증거 · 61
변의 상실은 내장감각의 장애 · 64
내장감각 장애를 확인하는 법 · 66
변비약의 다양한 종류 · 70
천연 재료라서 안전하다? · 75
변비약은 구분해서 써야 한다 · 80

PART 3
배변력을 기르는 식사와 장내 리셋 프로그램

배변력을 기르는 식사 규칙 · 88

배변력을 기르는 식사 규칙 ① 하루 세 끼를 잘 챙겨 먹는다 · 89

배변력을 기르는 식사 규칙 ② 잠들기 3시간 전에는 식사를 마친다 · 91

배변력을 기르는 식사 규칙 ③ 수분을 충분히 섭취한다 · 92

배변력을 기르는 식재료와 영양소 ① 식이섬유 · 94

배변력을 기르는 식재료와 영양소 ② 올리브유 · 103

배변력을 기르는 식재료와 영양소 ③ 올리고당 · 106

배변력을 기르는 식재료와 영양소 ④ 식물성 유산균 · 107

배변력을 기르는 식재료와 영양소 ⑤ 마그네슘 · 110

배변력을 기르는 식재료와 영양소 ⑥ 비타민 C · 113

배변력을 기르는 식재료와 영양소 ⑦ 글루타민 · 116

배변력을 기르는 식재료와 영양소 ⑧ 페퍼민트 · 119

장내 리셋 프로그램으로 배변력을 기른다 · 122

장내 리셋 1일차 – 변비약으로 장 속을 깨끗하게 청소한다 · 125

장내 리셋 2~7일차 – 철저한 식이요법을 실시한다 · 129

PART 4
배변력을 길러 변비를 고치는 보조 요법

배변력을 기르는 보조 요법 · 134
배변력을 기르는 보조 요법 ① 운동 · 135
배변력을 기르는 보조 요법 ② 마사지 · 140
배변력을 기르는 보조 요법 ③ 그 밖의 방법들 · 145

PART 5
약에 의존하지 않는 몸을 만드는 변비약 줄이기 프로젝트

변비 치료는 장의 재활 훈련 · 156
프로그램 개시 전 준비 사항 · 159
변비약 줄이기 프로그램 〈경증 편〉 · 165
변비약 줄이기 프로그램 〈중등증 편〉 · 172
변비약 줄이기 프로그램 〈중증 편〉 · 176

PART 6
배변력을 길러 변비를 고친 사람들

반드시 낫는다고 믿고 첫걸음을 내딛자 · 184
- 사례 ① 식생활 개선과 주말 장내 리셋으로 변비를 고치다 · 185
- 사례 ② 1년간의 재활 훈련으로 30년 된 변비를 고치다 · 187
- 사례 ③ 하루 70알씩 복용하던 변비약을 1년 6개월 만에 줄이다 · 189
- 사례 ④ 정년 후에 시작되어 극심해진 변비를 약물 치료로 개선하다 · 191

칼럼 대장내시경 검사의 중요성 · 193

Epilogue · 198

장은 제2의 뇌, 그 정교한 기능

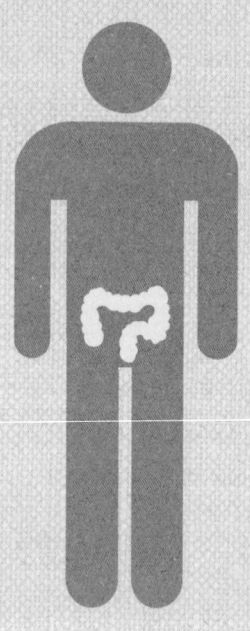

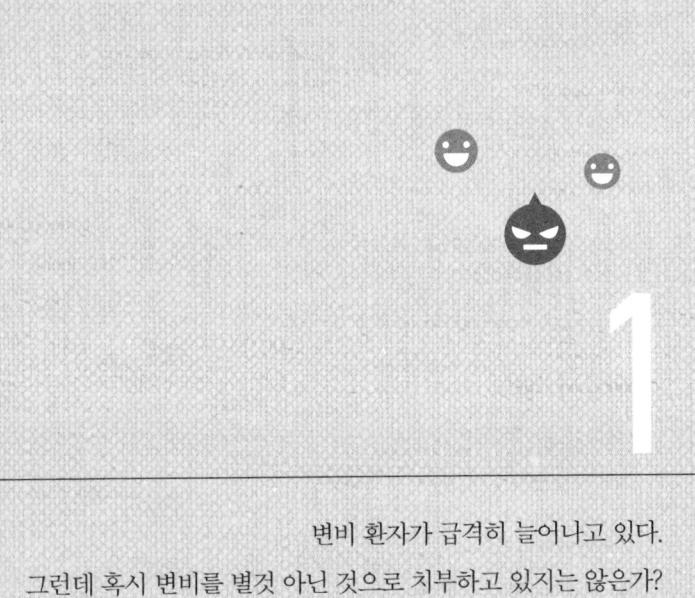

1

변비 환자가 급격히 늘어나고 있다.
그런데 혹시 변비를 별것 아닌 것으로 치부하고 있지는 않은가?
'그까짓 변비'가 대장암으로까지 이어질 수 있다.
먼저 제2의 뇌라 불릴 정도로 중요한 장에 대해 제대로 알아보자.
또한 배변의 원리를 이해하고 변비의 원인을 찾아보자.

계속 증가하는
변비 환자

우리 클리닉을 찾는 변비 환자는 해마다 늘고 있다. 물론 우리 클리닉이 널리 알려진 덕분도 있겠지만 변비 인구가 확실히 증가했다는 증거이기도 하다. 중증 변비에 시달리거나 변비약에 의존하는 등 증상이 심각한 환자의 비율도 높아지고 있다.

국민건강보험공단에서 조사한 결과를 보면 대한민국에서 지난 2008년부터 2012년까지 5년 동안 변비 환자는 27%나 증가했다. 하지만 변비가 있다는 사실을 숨기거나 미처 자각하지 못하는 사람까지 포함한다면 훨씬 더 많을 것이다. 변비 환자 중에는 여성이 남성에 비해 1.4배 많았고 특히 20~30대 여성 환자가 남성에 비해 최고 4.6배까지 많은 것으로 드러났다.

그런데 얼마나 오랫동안 배변이 없어야 변비일까? 사실 이에 대한 명확한 기준은 없다. 일반적으로는 배변이 일주일에 한 번 정도이거나 약 없이는 배변할 수 없는 상태를 변비라고 하는 것 같다. 전문의들도 대개 2~3일에 한 번씩 배변하며 다른 증상이 없다면 변비에 포함시키지 않는다. 그러나 이틀에 한 번 배변한다고 해도 배에 가스가 차거나 복부팽만감(배가 부풀어 오르는 느낌)이 있다면 이미 장내 환경이 나빠진 상황이라고 할 수 있다. '배변은 매일 하지만 배가 항상 불룩하고 배변한 후에도 찜찜하다'며 장의 불편을 호소하는 사람도 많다.

예전에 내가 근무하던 마쓰시마 클리닉에서 정상적으로 배변하는 사람과 습관성(만성) 변비인 사람의 자각 증상을 조사해서 비교한 적이 있다. 정상인 500명, 습관성 변비 환자 500명을 무작위로 뽑아 자각 증상이 있는지 물었더니 규칙적으로 배변하는 '정상 그룹'에서도 무려 61.5%가 복부팽만감을 호소했다.

나는 이런 장 상태를 '정체된 장'이라고 부른다. 변비는 아니지만 배변력이 약해졌다는 뜻이다. 이들의 장을 대장 내시경으로 보면 활기가 없다. 장의 움직임이 둔하거나 거의 움직이지 않는다. 이렇게 되면 복부에 불쾌감이 느껴질 뿐 아니라 대장에 찬 가스가 위를 압박해서 위의 움직임까지 방해한다. 그 결과 역류성 식도염(위산 등이 식도로 역류해 염증을 일으키는 질병)이 생기기도 한다.

변비와 정체된 장은 누구에게나 생길 수 있는 흔한 증상이다. 그래서 보통 처음에는 '이러다 괜찮아지겠지' 하고 가볍게 여긴다. 그러다가 증상이 심각해지면 '별수 없이 변비약을 먹어야겠다'며 쉽게 해결하려는 사람이 많다.

그러나 변비를 우습게 여기다가는 큰코다칠 수 있다. '그까짓 변비, 그래도 변비'다.

변비를 극복하려면 우선 변비를 알아야 한다. 따라서 먼저 우리 장의 구조와 배변의 원리, 변비에 관한 기초 지식을 살펴보도록 하자.

변비를 방치하면
대장암의 원인이 된다

배 변의 가장 큰 역할은 '변을 통해 노폐물을 배출하는 것'이다. 변비를 우습게 여겨서는 안 되는 이유도 여기에 있다. 변비가 생기면 몸속에 쌓인 노폐물을 제대로 배설하지 못하게 된다.

섭취한 음식 속의 유해 성분과 체내에서 발생하는 독소는 대부분 노폐물이 되어 대장까지 운반된다. 노폐물은 크게 식품 첨가물, 잔류 농약, 오염 물질 등 체외에서 침입한 것과 체내에서 노폐물이 장시간 머물면서 발생시킨 것으로 나뉜다.

노폐물은 보통 변과 함께 체외로 배출되지만 변비가 지속되면 몸속에 쌓이게 된다. 그러면 그 영향으로 혈액 순환과 대사(체내의 물질 처리) 기능이 저하되어 복부팽만감과 복통이 발생한다. 또 이런 증상은 복부에만 그치지 않고 부종, 냉증, 피부 트러블, 여드름, 불쾌한 체취 등으로 전신에 확대된다.

한국인의 사망 원인 중 1위가 암인데, 그중에서도 최근 대장암이 급증하고 있다. 통계청이 발표한 2013년 '암종별 사망률'을 보면 대장암이 4위를 차지할 정도다.

대장암의 원인으로는 지방·유제품의 과잉 섭취와 운동 부족 등을 꼽을 수 있다. 변비가 대장암에 끼치는 영향은 명확히 밝혀지지 않았지만 나는 변비가 대장암의 원인 중 하나라고 확신한다.

나는 예전에 근무했던 마쓰시마 병원 대장항문센터에서 524명의 환자들을 대상으로 조사한 적이 있었다. 그 결과는 다음 표와 같이 나타났다.

대장암 환자 중 약 70%가 S결장과 직장에서 암을 발견했다. 변이 주로 머무는 S결장과 직장에서 대장암이 가장 빈번하게 발견되는 것이다. 이 조사를 통해 변비가 대장암의 원인이 된다는 사실을 다시 한 번 확인할 수 있었다.

변비가 대장암에 미치는 영향은 그뿐만이 아니다. 간이 장에 분비하는 소화액인 '담즙산'에서 생성되는 2차 담즙산 역시 대장암을 부추기는 인자 중 하나인데, 변비가 생기면 그 농도가 진해진다고 한다.

대장암 환자들의 암이 발견된 부위

S결장	243명(46%)
직장	125명(24%)
상행결장	77명(15%)
횡행결장	50명(10%)
하행결장	40명(8%)
맹장	29명(6%)

(복수 답변 있음)

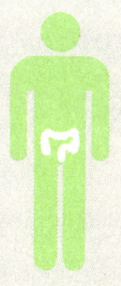

그까짓 변비,
그래도 변비

변비가 부추기는 질병은 대장암뿐만이 아니다. 변비로 장내 환경이 나빠지면 전신의 면역력이 떨어져 다양한 질병이 생길 수 있다.

변비는 장내 환경이 흐트러졌다는 신호다. 보통 인간의 장 속에는 장내 세균이 평균 100종 이상, 100조 개 이상 서식한다.(주로 대장에 많지만 소장에도 약간 있다.) 이 장내 세균은 인간이 섭취한 영양분 중 일부를 먹고 산다. 그리고 다양한 다른 장내 세균들과 수적 균형을 유지하면서 일종의 생태계를 이룬다.

장내 세균은 인간이 섭취한 음식이 가진 영양분의 일부를 먹이 삼아 증식한다. 이처럼 미생물이 에너지를 얻기 위해 유기 화합물을 분해한 결과, 알코올과 이산화탄소 등을 배출하는 현상을 '발효'라고 한다. 그런데 장내 세균은 바로 이 발효 과정을 통해 장내에 다양한 대사물을 만들어낸다. 방귀가 그 대표적인 것인데, 방귀의 정체는 바로 장내 세균이 발효 과정에서 만들어낸 가스와 악취 성분이다.

장내 세균은 식이섬유의 일부를 '단쇄지방산'이라는 물질로 바꾸어 에너지원으로 공급한다. 또 외부에서 침입한 병원균이 장내에 증식하지 못하게 해서 장의 감염을 막는 등 건강에도 도움을 준다.

장내 세균에는 우리 몸에 이로운 유익균과 해로운 유해균이 있다. 편식이나 스트레스, 피로, 운동 부족 등이 발생하면 장내에 유해균이 늘어난다. 변비는 이처럼 유해균이 늘어나 장내 세균총의 균형이 무너졌음을 알리는 경고다.

또한 장(주로 소장)에는 '장관 면역'이라는 훌륭한 면역 시스템이 갖추어져 있다. 장관 점막에는 장 특유의 림프조직(면역 기능을 담당하는 림프구가 집중된 부위)이 존재한다. 림프구란 골수에서 만들어지는 백혈구의 일종으로, 림프절과 흉선 등에서 분화, 성숙, 증식하며 병원균을 발견해서 퇴치하는 역할을 한다.

'장 관련 림프조직(Gut Associated Lymphoid Tissue, GALT)'이라 불리는 장 특유의 림프조직은 그 크기가 장 전체의 약 25%에 달한다. 여기에 모인 림프구 등 면역세포가 강력한 장벽이 되어 외부에서 침입한 이물과 병원균을 효과적으로 퇴치하는 덕분에 우리는 건강하게 살 수 있다. GALT는 주로 소장에 존재하지만 대장에도 일부 존재한다.

변비는 이러한 장내 환경이 나빠졌다는 신호이며, 장이 정상적으로 기능하지 못한다는 증거다. 만약 당신에게 변비가 생겼다면 장내에 유해균이 늘어나 몸 전체의 면역력이 떨어졌을 뿐 아니라 몸속에 노폐물이 점점 쌓이고 있다는 사실을 알아야 한다. 이쯤 되면 변비가 몸에 어떤 악영향을 미칠지도 눈에 보이지 않는가? '그까짓 변비'라고 우습게 여겨서는 안 될 이유를 이제 충분히 깨달았을 것이라고 믿는다.

정상적인 배변의 원리

장에 면역 기능이 있는 이유는 장이 '외부와 맞닿아 있는 기관'이기 때문이다. 장과 연결된 입으로는 음식과 음료뿐 아니라 이물질과 세균, 바이러스 등의 병원 미생물이 끊임없이 들어온다. 따라서 입으로 들어온 각종 물질을 처리하고 배출하는 기능이 장에 집중된 것이다.

넓은 의미에서 장은 곧 소화관을 의미한다. 소화관은 입에서 시작해 항문으로 끝나는 하나의 관, 즉 '먹고 마신 물질이 지나가는 몸속의 통로'이며 그 길이는 대략 8.5~9m나 된다.

그럼 이제 음식이 어떤 과정을 거쳐 변으로 배출되는지, 소화의 흐름을 한번 살펴보자.

① 입, 식도

제일 먼저 음식은 입안에서 잘게 부서져 침과 뒤섞인다. 이때 침의 소화효소에 의해 전분 중 일부가 소화된다. 이렇게 부서진 음식물은 인두를 거쳐 식도로 들어가 30초에서 1분(액체는 1~5초 정도) 후에 위로 이동한다.

② 위

위로 이동한 음식물은 강한 소화력을 지닌 위액(펩신 등)에 의해 죽 상태로 소화된 후 서서히 십이지장(위와 소장을 잇는 소화관)으로 이동한다. 음식물 대부분은 여기에서 담즙과 쓸개즙 등에 의해 흡수되기 쉬운 형태로 분해되어 소장으로 운반된다. 음식물이 위에서 소장까지 이동하는 데는 2~4시간 정도가 걸린다.

③ 소장

소장은 길이가 약 6~7m인 대롱 모양의 장기로 십이지장과 공장, 회장으로 이루어져 있으며 가슴 밑부터 골반에 걸쳐 복잡한 형태를 띠고 있다.

소장은 일정한 간격으로 수축, 이완을 반복하며 여러 개의 마디로 나뉜 듯한 운동을 하는데 이를 분절운동이라고 한다. 분절운동은 '장의 내용물과 소화액을 잘 섞어서 영양을 흡수해야 하는' 소장에 가장 적합한 운동으로, 소장 활동의 핵심이기도 하다. 소장이 이때 영양분을 제대로 흡수하지 못하면 건강이 무너지고 만다.

또한 소장은 흥미롭게도, 음식의 소화가 끝난 후 공복일 때조차 대장의 내용물이 역류하지 않도록 운동을 계속한다. 대장의 세균이 회장으로 침입하는 것을 막기 위해서다.

소장은 음식을 4시간 정도에 걸쳐 서서히 통과시키면서 대부분의 영양소와 일부의 수분을 흡수한다. 여기서 남은 찌꺼기는 대장으로 가서 변의 재료가 된다.

④ 대장(결장)

대장은 맹장, 대장의 대부분을 차지하는 결장(상행결장, 횡행결장, 하행결장, S결장), 그리고 항문으로 이어진 직장으로 이루어져 있다. 대장의 길이는 약 1.5~2m로, 대개 그 사람의 키와 같다고 한다.

대장의 가장 중요한 활동은 '연동'이라는 수축운동인데, 대장이 변비에 가장 밀접한 기관이 된 것도 바로 이 연동운동 때문이다.

대장의 입구인 결장에 도달한 음식물 찌꺼기는 질척한 액체 상태로 대략 18시간에 걸쳐 결장을 통과한다. 그동안 수분과 미네랄(나트륨, 칼륨 등)은 대장에 서서히 흡수되고, 남은 성분은 점점 굳어져 변이 된다.

변으로 굳어진 찌꺼기(필요한 영양분이 제거된 나머지)는 S결장에 잠시 머물게 된다. 그리고 그곳에 어느 정도의 양이 모이면, 장이 '대연동'이라는 수축운동을 해서 모여 있던 변을 직장으로 밀어낸다.

대연동이란 결장 전체, 특히 하행결장에서 S결장에 걸쳐 일어나는 강한 연동운동을 말한다. 대연동은 하루에 3~4회, 즉 음식과 수분을 섭취할 때 위·결장반사와 동시에 일어난다. 대연동은 흡연이나 걷기를 할 때도 유발될 수도 있으며, 특히 아침에 강하게 일어난다고 알려져 있다.

⑤ 대장(직장)

대연동에 의해 변이 직장으로 이동하면 직장이 팽창해 장벽의 장신경총을 자극한다. 그러면 반사적으로 직장이 수축한다. 이것이 바로 '직장반사'다.

직장반사와 변이골반 내의 장 신경 등에 가한 자극이 뇌 중추에 전달되면 변의(대소변이 마려운 느낌)가 생긴다. 이것이 바로 위·결장반사인데, 여기에는 위·소장·결장·직장 주변에 존재하는 약 1억 개의 장 신경이 관여한다고 한다.

뇌가 변의를 전달하면 복근은 지속적으로 수축하고 여기에 더해 횡격막도 작용한다. 이렇게 해서 복강이 변을 항문 쪽으로 밀어내는 것이다.

⑥ 항문

변이 직장에 들어오면 직장과 항문 주변에 있는 '항문거근'이라는 근육이 동시에 수축해서 변을 항문 쪽으로 밀어낸다.

마지막으로 항문의 개폐에 관련된 항문 괄약근이 느슨해지면서 변을 몸 밖으로 배설한다.

소화의 흐름

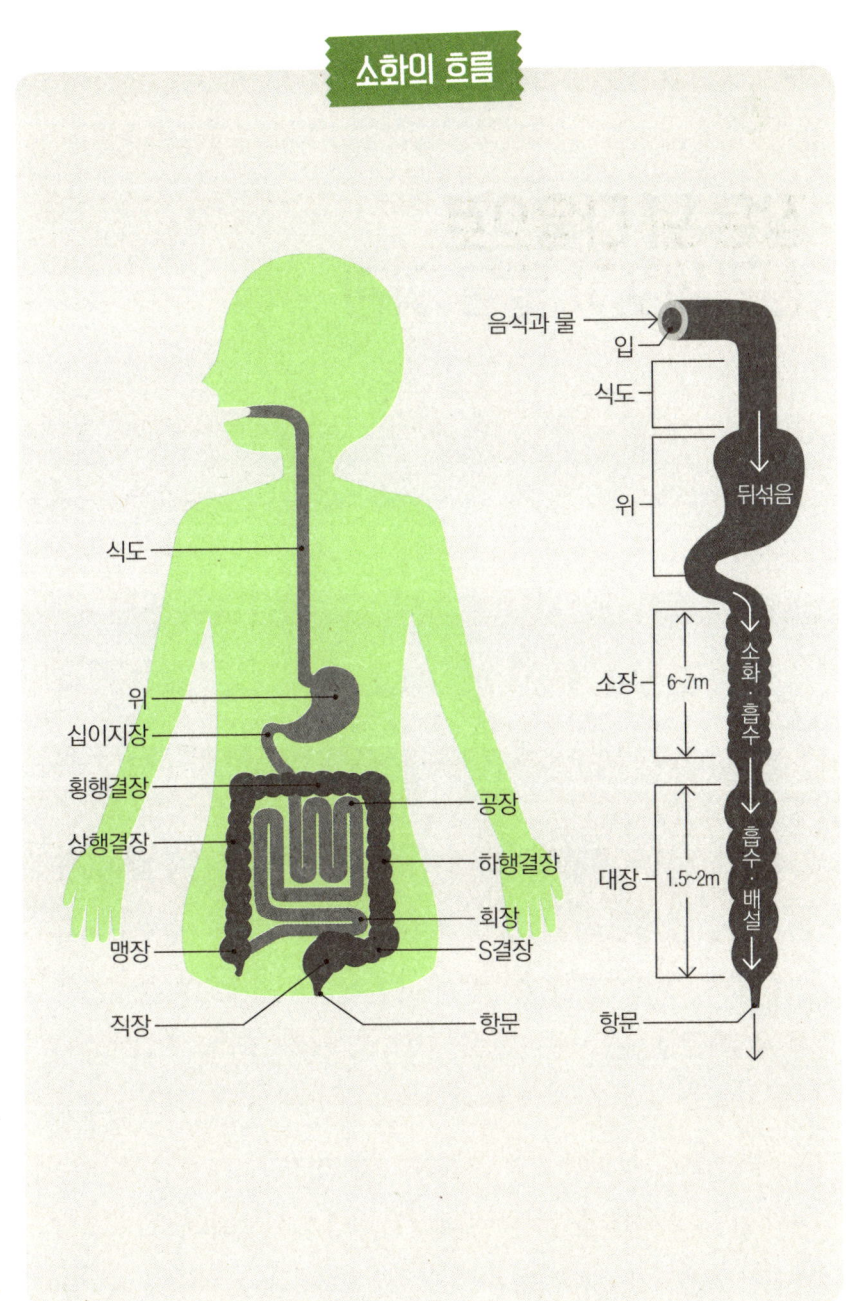

장은 뇌 다음으로 신경세포가 많은 기관

이처럼 다양한 장기가 서로 도우며 변을 배출한다. 장이 이토록 복잡하고 정교하게 기능한다는 것을 미처 몰랐던 사람도 많을 것이다.

사실 인류가 탄생할 때 제일 먼저 생긴 것이 장과 입과 촉각이었다고 한다. 장의 진화에 따라 장 주변에 신경세포가 탄생했고 이어서 위와 간장, 쓸개가 생겨났다. 특히 뇌는 장의 신경세포 집단이 진화한 것이라고 한다.

이 이론을 뒷받침하는 것이 장(소장과 대장)에 약 1억 개나 존재하는 신경세포다. 약 150억 개에 달하는 뇌의 신경세포 수에 비할 바는 아니지만 뇌를 제외한 장기들 중에서는 가장 많은 숫자다.

앞서 말했듯 소화관은 다양한 기능을 담당한다. 소장과 대장은 분절운동과 연동운동으로 음식물을 소화·흡수·배설한다. 또한 변의를 일으키고 음식물의 내용을 분석하며 음식물의 분해·소화에 필요한 효소(체내의 화학 변화를 촉진하는 물질)를 분비한다.

이처럼 장은 몸에 꼭 필요한 일들을 도맡아하고 있다.

그런데 이 모든 일은 장내 신경세포의 단독 작용으로 이루어진다. 일반적인 근육 등은 뇌의 지령을 받아 움직이지만 장의 신경세포는 뇌와 척수(척추 속에 있는 중추 신경의 일부)의 명령 없이 스스로 움직일 수 있다. 장은 장관에 직접 명령을 내릴 수 있기 때문에 '제2의 뇌'라고 불리는 것이다.

이런 사실을 처음 발견한 사람은 19세기 영국의 연구자 윌리엄 베일리스(William Bayliss)와 어니스트 스탈링(Ernest H. Starling)이다. 이들은 개의 장에 자극을 주어 장내의 압력을 일정하게 높이면 장 근육이 움직이며 장의 내용물이 항상 같은 방향으로 운반된다는 사실을 알아냈다. 그리고 이 반응을 '장관(腸管)의 법칙'이라고 명명했다. 이 반응이 바로 앞에서 이야기한 장의 연동운동이다. 소화된 음식물이 장관을 통과하면 그 부근의 신경세포가 자극을 감지해서 근육에 장관을 움직이라는 지령을 내린다. 그러면 장관에 수축과 이완운동이 일어나 내용물이 이동한다.

그 후 미국 컬럼비아 대학의 의학부 교수인 마이클 거숀(Michael Gershon) 박사가 '장에는 근육을 자기 의지대로 움직일 수 있는 신경세포가 존재한다'는 것을 증명했고 장에 '제2의 뇌'라는 명칭을 붙였다.

요컨대, 장 이외의 장관은 중추 신경계가 척수를 통해 내린 지시를 받아 반사운동을 한다. 그러나 장은 다른 장관이나 외부와 연결된 신경이 전부 차단되어도 장 내강의 자극에 의해 스스로 운동한다.

장과 뇌는 연동한다

장은 스스로 기능하는 '제2의 뇌'라고 앞서 이야기했다. 그러나 장은 뇌와도 밀접한 관계여서 스트레스를 받으면 변비나 설사 등 소화기 증상이 발생하기 쉽다.

집에서는 배변이 원활하지만 회사나 학교 등 밖에서는 긴장한 탓인지 배변이 원활하지 않다는 사람이 많다. 이는 전문적으로 말하면 뇌 시상하부의 자율신경 중 부교감신경이 위축되어 일어나는 현상이다.

자율신경이란 맥박, 체온 등 자기 의지와는 관계없이 체내의 각종 기능을 조정하는 신경을 말한다. 자율신경은 몸을 활동적인 방향으로 유도하는 교감신경과 안정적인 방향으로 유도하는 부교감신경으로 나뉜다.

운동을 하면 심장박동과 호흡이 빨라지고 얼굴이 홍조를 띠게 된다. 몸이 활동하는 데 필요한 산소를 온몸에 신속히 보내기 위해 교감신경이 혈압과 혈류를 늘리기 때문이다.

반면 부교감신경은 심장을 천천히 뛰게 하고 몸 전체를 이완시킨다.

우리 몸은 활동이 많은 낮에는 교감신경이 우위가 되고 밤에 잘 때는 부교감신경이 우위가 되는 등 두 가지 자율신경이 균형을 이루는 것이 정상이다.

자율신경은 장의 연동운동과도 깊은 관련이 있다. 심신이 편안해져서 부교감신경이 우위가 되면 장의 기능과 연동운동이 활발해지고 배변이 촉진된다.

반대로 심신이 긴장해서 교감신경이 우위가 되면 장 기능이 둔해지고 배변이 억제된다. 따라서 스트레스를 받거나 생활습관이 흐트러져 자율신경의 균형이 무너지면 장의 움직임이 둔해지는 등 소화 기능에도 문제가 생기는 것이다.

또는 장의 이상이 뇌에 전달되어 몸의 이상을 초래하기도 한다. 실제로 중증 변비나 변비약 의존증이 있는 사람은 마음에도 문제가 있는 경우가 많다. 이들이 처음 진찰실에 들어오는 모습을 보면 대부분 표정이 무척 어둡고 말수도 적다. 그중에는 정신과에서 우울증 약을 처방받았다는 사람도 있고 섭식장애의 징후가 발견되는 경우도 적지 않다.

장에 생긴 문제의 배후에는 이처럼 정신적인 문제, 직장이나 가정, 학교에서의 스트레스 등 여러 가지 다른 원인이 숨겨져 있을 가능성이 크다. 반대로 장의 이상이 정신적인 이상으로 이어지기도 한다.

강조하건대, 장의 점막에는 뇌 다음으로 많은 신경세포가 존재한다. 따라서 오래된 변이 축적되고 배가 부풀어 오르는 등의 문제가 생길 때, 장은 그 문제를 민감하게 알아채고 뇌에 전달하는 것이다.

가벼운 변비가 악화되는
10가지 이유

지금까지 장의 놀랍도록 정교한 기능을 알아보고 장과 뇌의 관계에 관해 이야기했다. 그런데 장의 기능은 어떤 이유로 저하되는 것일까?

태어날 때부터 변비인 사람은 없다. 그러나 귀찮다고 아침을 거르거나 변의가 있는데도 바빠서 참는 등 사소한 원인 때문에 변비가 시작된다. 그리고 이런 사소한 행동과 습관이 누적되면 처음에는 심각하지 않던 변비도 점점 심해지게 마련이다.

지금부터 변비가 심해지는 10가지 이유를 살펴보자.

① 배변을 자주 참아서

변이 직장에 도달하면 우리는 변의를 느끼게 된다. 그런데 출근이나 등교 시간에 늦었다거나 학교, 직장의 화장실이 불편하다는 이유로 변의를 참을 때가 있다.

변의를 참으려면 직장에 고인 변을 무리하게 체내에 붙잡아두어야 하는데, 이는 인체의 원리에 반하는 행동이다. 금방이라도 나오려는 소변이나 대변을 억지로 참기란 사실 무척 힘들고 몸에 부담을 주는 일이다. 어쩌다 한번이라면 괜찮지만 너무 자주 그러면 어느 순간에는 제때 변의를 느끼지 못하게 되고 만다.

② 아침을 거르거나 너무 적게 먹어서

변은 섭취한 음식물의 찌꺼기이므로 당연히 식사를 해야 변이 만들어진다. 또한 대연동은 위에 음식물이 들어왔을 때 강하게 일어난다.

그런데 최근에 젊은 여성을 중심으로 아침을 거르는 사람이 늘고 있다. 아침을 계속 거르다 보면 변을 만들 재료가 부족해질 뿐만 아니라 대연동 운동이 사라져서 심각한 변비가 생기기 쉽다.

또한 아침을 먹는다고 해도 편식하거나 식사량이 너무 적으면 변을 만드는 데 필요한 식이섬유가 부족해 변비가 생길 수 있다.

③ 수면이 부족하거나 밤늦게 활동해서

앞서 말했듯이 배변 리듬에는 자율신경과 장의 독자적인 신경이 관련되어 있다. 또한 장을 관장하는 부교감신경은 잠들어 있을 때 활발하게 활동한다. 따라서 밤늦게까지 활동하거나 밤과 낮을 바꾸어 생활하면 자율신경이 흐트러져서 장의 배변 리듬도 무너진다.

④ 몸이 차거나 수분이 부족해서

오랫동안 변비 환자를 다루다 보니 해마다 가장 추운 1~2월경과 가장 더운 8월경에 변비 환자가 집중된다는 것을 알게 되었다.

1~2월에 변비가 심해지는 것은 기온 저하로 몸이 차가워지기 때문이다. 몸이 차가워져서 말초신경(가는 혈관)이 수축하면 교감신경이 우위가 되어 장운동이 둔해진다. 또 혈액순환이 원활하지 않으면 장으로 가는 혈류도 적어져서 장 기능이 저하된다. 그리고 겨울철에는 춥다는 이유로 수분을 적게 섭취하거나 외출을 꺼려 운동 부족이 되기 쉽기 때문에 변비가 심해지는 경우가 많다.

8월에는 체내 수분 부족으로 변비가 심해지는 환자가 많다. 변은 적절한 수분을 포함한 부드러운 상태여야만 원활하게 배출된다. 하지만 수분 1l(1,000ml)를 섭취해도 그중 900ml는 소장에 흡수되고 만다. 게다가 여름철에는 땀으로 많은 수분이 배출되어서 대장으로 가는 수분은 더욱 적어진다.

여름철에는 에어컨 사용에도 주의해야 한다. 실내외의 온도차로 교감신경이 우위가 되면 장운동이 저하되기 때문이다. 또 냉방으로 손발이 지나치게 차가워져도 교감신경이 우위가 되어 장운동이 둔해질 수 있다.

⑤ 운동이 부족해서

연동운동은 복근과도 깊은 관련이 있다. 복근이 약해지면 연동운동도 약해져서 변을 잘 밀어내지 못한다. 또한 걷기 등의 운동을 할 때도 장이 움직이므로 운동이 부족하면 장운동도 줄어든다.

⑥ 고령이어서

나이가 들수록 남녀를 불문하고 변비로 고생하는 사람이 많아진다. 국민 건강 조사에서도 60세부터 변비 환자 수가 눈에 띄게 증가하는 것으로 나타났다. 실제로도 '예전에는 변비가 없었는데 나이를 먹을수록 변비가 심해진다'고 호소하는 고령자가 많다.

고령자에게 변비가 생기는 가장 큰 이유는 노화로 장 기능 자체가 저하되기 때문이다. 70세를 넘으면 장 근육(대장 벽)의 탄력성이 젊을 때의 약 75% 수준으로 떨어진다고 한다. 다시 말해, 변을 밀어내는 힘이 약해지는 것이다. 직장과 하행결장 등 장관 벽의 강도와 탄력성도 10대를 정점으로 해서 점차 저하되고 장관 점막의 신경세포 수도 줄어든다.

다음 그래프는 나이가 들수록 장 기능이 쇠퇴한다는 것을 보여준다. 직장, 하행결장, 횡행결장, 상행결장에 부하를 주어 탄력성(강도)을 조사한 결과를 그래프로 나타냈다. 전체적으로 10대에서 20대 전반을 정점으로 해서 탄력성이 저하됨을 알 수 있다.

게다가 고령자는 대개 식사량이 감소하는 경향이 있다. 근육과 뼈의 쇠약, 외출 기피 등으로 운동량도 줄어든다. 다른 질병 때문에 생긴 배변장애가 만성 변비로 이어지거나 수술 후의 장 유착으로 변비가 생기는 경우도 많다. 고령자는 변비가 생기고 심해질 조건을 두루 갖추고 있는 셈이다.

연령에 따른 장 기능

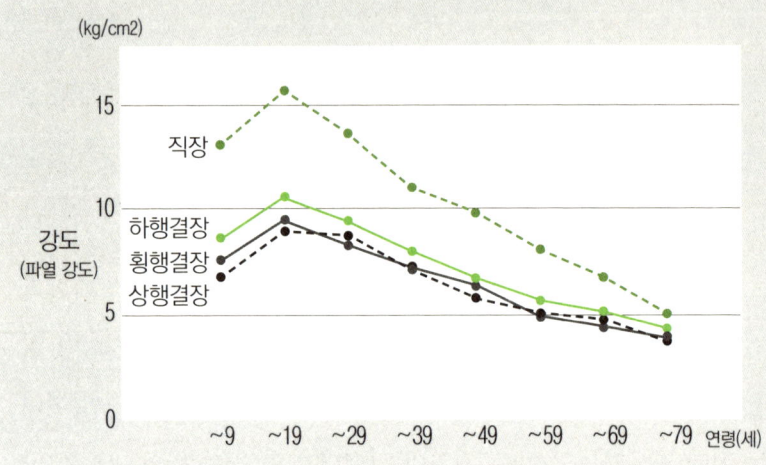

장관 벽의 부분별 강도와 연령의 비교 분석
(Hosoda S.et al : Age-related changes in the gastro intestinal tract. Nutrition Review 50, 1992)

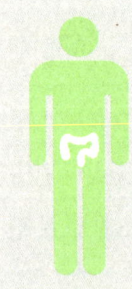

의료 기관을 찾는 70세 이상 환자 중 절반이 변비약 처방을 받는다는 보고도 있다. 젊은 여성들처럼 매일 변비약에 의존하는 고령자도 많을 것이다. 하지만 그러다 보면 약이 습관이 되고, 결국은 약도 듣지 않는 심각한 변비로 발전하게 될 가능성이 크다.

⑦ 여성호르몬의 영향으로

젊은 여성 두 명 중 한 명은 변비라고 한다. 일본 가고메 주식회사가 2007년에 20~59세 여성을 대상으로 진행한 '현대여성의 장내환경에 관한 설문조사'에서도 몸에 대한 고민 중 변비가 상위로 꼽혔다. 세대를 초월해 변비가 모든 여성의 고민거리라는 점이 확인된 것이다.

여성은 태어나면서부터 변비가 생기기 쉬운 요인을 갖추고 있다. 월경 주기에 따라 분비되는 여성호르몬 때문이다.

배란 이후 월경까지는 여성의 황체호르몬(프로게스테론) 분비가 활발해진다. 그런데 이 황체호르몬은 장관의 평활근 자극에 대한 민감성을 저하시켜 대장의 수분 흡수를 촉진한다. 다시 말해, 황체호르몬의 분비가 활발해지면 대장의 연동운동이 억제되고 변은 수분을 빼앗겨 딱딱해지는 것이다.

이 시기의 변비는 어떤 의미에서는 어쩔 수 없는 일이다. 몸의 특성이라고 이해하고, 월경 전에는 특별히 식사 등에 주의해서 배변력을 유지하는 것이 좋겠다.

⑧ 수술 후유증으로

장관이 유착되어 심한 변비가 생기는 경우도 있다. 의학적으로는 이를 장관 유착증이라고 하는데, 충수염(이른바 맹장염), 자궁근종, 자궁암 등으로 개복수술을 할 때 장관이 공기에 노출되어 이웃한 장기끼리, 또는 장관과 장기가 서로 들러붙은 것을 말한다. 유착은 개복수술을 하는 이상 어느 정도는 피할 수 없으며, 길게는 수술 후 10년이 지나서야 유착으로 인한 변비가 생기기도 한다.

⑨ 특정 질병이나 약 때문에

갑상선 질환, 그중에서도 여성에게 많은 갑상선기능저하증 때문에 변비가 생기기도 한다. 또 우울증 약의 부작용으로 변비가 생길 수도 있다.

⑩ 변비약을 남용해서

변비약을 쓰다 보면 연동운동으로 변의가 일어나는 장의 리듬이 무너진다. 너무 괴로울 때만 가끔 처방받아서 복용하는 것은 괜찮지만 변비약을 상용하거나 남용하면 장 기능이 점차 쇠퇴한다. 변비약에 관해서는 2장에서 상세히 설명하겠다.

변비를 악화시키는 가장 큰 원인은 스트레스

변비를 악화시키는 가장 큰 원인은 스트레스다. 그만큼 중요하기 때문에 여기서 상세히 설명하고자 한다.

2011년 3월 11일에 일어난 동일본 대지진을 기억할 것이다. 이때 피해 지역의 많은 사람들이 변비를 겪었다. 마찬가지로 한신·아와지 대지진의 피해자 중 약 40%도 변비를 경험했다고 한다.

정신적 긴장은 교감신경을 우위로 만들어 변비를 부추긴다. 과도한 스트레스 역시 교감신경을 흥분시켜 변비를 일으킨다. 뿐만 아니라 대피소에서는 화장실이 부족하고 위생 상태도 불량해서 편하게 배변하기 힘들었을 것이다. 이러한 스트레스 상황에서는 변비가 없던 사람마저 변비가 생기게 마련이다.

지진 때문에 생긴 변비는 상징적인 예지만 요즘은 그런 극단적인 일을 겪지 않아도 스트레스로 인한 중증 변비에 시달리는 사례가 많다.

스트레스와 위장의 관계는 이미 기원전 4~5세기부터 알려져 있었다. 고대 그리스의 의사 히포크라테스가 '스트레스에 의한 정동(신체에 영향을 줄 정도로 강렬한 감정)으로 몸에 이상이 생길 수 있다'고 기술한 것이 그 증거다.

'파블로프의 개' 이야기도 흥미롭다. 19세기 말의 러시아 의사 이반 파블로프(Ivan Pavlov)가 개에게 벨 소리를 들려준 후 먹이를 주는 실험을 계속하다가 결국은 벨 소리를 듣기만 해도 개가 침을 흘린다는 사실을 알아냈다. '벨 소리'라는 자극(스트레스)이 결과적으로 '침 분비'라는 몸의 반응을 초래했다는 점에서 이 실험은 스트레스와 위장의 관계를 밝혀낸 사례로 여겨진다.

또 월터 캐논(Walter Cannon)이라는 생리학자가 20세기 초에 진행한 실험도 예로 들 수 있다. 실험 결과, 고양이와 개를 대면시켰을 때 고양이의 위산 분비가 감소했다.

배우자나 가까운 사람의 죽음, 자신의 질병, 실업 등에 따른 스트레스는 스트레스 중에서도 가장 강한 것으로 알려져 있다.

그러나 그렇게 큰 스트레스만이 심신에 영향을 미치는 것은 아니다. 긴장된 회의, 대하기 껄끄러운 직장 동료나 주변 사람, 매일 치러야 하는 출근 전쟁, 부부 싸움 등등. 얼핏 사소해 보이는 스트레스도 축적되면 큰 스트레스가 된다.

예전에 일본인 600명을 대상으로 '장과 스트레스의 관계'에 관해 설문조사를 한 적이 있다. 그 결과 '일상생활에서 스트레스를 느낀다'고 답한 사람이 90%나 되었다.

또 스트레스를 강하게 느끼면 심신에 어떤 증상이 나타나는가에 대한 대답으로는 '불면'(49.8%), '과식'(36.6%), '위장 통증'(33.6%) 등이 손꼽혔다. 다시 말해 세 명 중 한 명은 스트레스가 장에 영향을 미친다고 느끼는 것이다. 특히 남성은 50대를 넘으면 '설사', '식욕부진', '변비' 등의 스트레스로 인한 장 증상이 눈에 띄게 늘어난다. 여성은 '과식'이 약 50%를 차지했고, 20대에서는 위통 등이 두드러졌다.

현대사회는 스트레스 사회라고 한다. 우리는 매일 변비가 심해질 수밖에 없는 상황에 놓여 있는 것이다.

자신의 변비 정도를 파악하자

변비를 방치하면 이미 이야기했듯이 장의 면역 저하, 전신의 대사 이상, 피부 트러블, 부종이 발생하고 대장암 발병률도 높아진다.

이 책을 읽는 독자라면 개인차는 있겠지만 어쨌든 변비로 고민하는 사람일 것이다. 변비는 원인도 증상도 천차만별인데, 공통으로 가장 시급한 일은 자신의 배변 상태를 파악하는 것이다. 그리고 그에 맞는 대책을 실천해야 한다. 그러기 위해서는 반드시 다음 체크리스트를 통해 자신의 변비 정도를 확인해보기 바란다.

배변 상태 체크리스트

다음의 질문 가운데 자신이 해당하는 사항에 체크한다.

1. 변비약을 복용하지 않으면 3~4일에 한 번밖에 배변하지 못한다. ☐
2. 변이 항상 딱딱하다. ☐
3. 배변하지 못하면 배가 부풀어 오른다. ☐
4. 몸을 움직이거나 걸을 일이 별로 없다. ☐
5. 하루 1~2회 식사한다. ☐
6. 변의가 느껴져도 참을 때가 있다. ☐
7. 변비약을 사용한 지 1년이 되지 않았다. ☐
8. 자연스러운 변의가 느껴지지 않는다. ☐
9. 변비약을 먹지 않으면 전혀 배변할 수 없다. ☐
10. 주에 1회 정도 변비약을 먹고 배변한다. ☐
11. 변비약을 사용한 지 1년에서 5년 정도 되었다. ☐
12. 방귀 냄새가 전보다 뚜렷하게 심해졌다. ☐
13. 변비약을 매일 복용한다. ☐
14. 변비약을 먹을 때면 기준량보다 많은 양을 먹는다(매일은 아니지만). ☐
15. 변비약을 먹을 때면 기준량의 2배 이상을 먹는다. ☐
16. 한창 때보다 체중이 10kg 이상 늘었다. ☐
17. 변비약을 5년 이상 복용하고 있다. ☐

✓1~6 ➪ 경증 변비

매일은 아니지만 정기적으로 배변한다. 그러나 복부팽만감 등 장에 불쾌한 증상이 있다. 그렇다면 당신은 '정체된 장'이 진행되어 만성 변비로 발전하는 중이다. 이 단계에서는 배변력을 회복시키기가 비교적 쉽다. 식사를 비롯한 식생활 개선으로 변비를 고쳐보자.

✓7~10 ➪ 중등증 변비

이미 자력으로는 배변이 잘되지 않아 빈번하게 변비약에 의지한다. 3~4일에 한 번, 또는 휴일에 변비약을 복용하여 한꺼번에 배변하는 경우가 많다. 그렇다면 당신은 몇 년 안에 변비약을 상용하게 되어 대장 멜라노시스(장내에 색소가 침착하는 현상) 등 부작용을 일으킬 가능성이 크다.

✓11~14 ➪ 중증 변비

자연스러운 변의가 완전히 사라져서 그냥 내버려 두면 1주든 2주든 배변을 전혀 하지 못하므로 변비약을 끊을 수 없는 상태다. 그렇다면 당신은 배변력을 되살리는 데 시간과 끈기가 필요하다. 그러나 착실히 생활습관을 개선하고 변비 개선을 위한 재활 프로그램을 실천한다면 배변력을 회복시킬 수 있다.

✓15~17 ➪ 변비약 의존증

변비약 의존증이다. 이미 변비 또는 그와 연관된 문제로 의학의 도움을 받고 있을지도 모른다. 그렇다면 당신의 장에서는 대장 멜라노시스가 관찰될 확률이 높다. 변비 개선 재활 프로그램을 참고하면서 의사의 지도

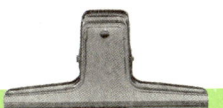

에 따라 변비약을 줄이는 치료를 받을 것을 권한다. 증상에 따라서는 6개월에서 1년의 기간이 필요하지만 포기하지 않고 치료에 집중하면 반드시 성과를 볼 수 있을 것이다.

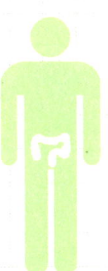

배변력은
반드시 회복된다

자, 배변 상태 체크리스트에서 어떤 결과가 나왔는가? 가벼운 변비라면 자가치료만으로도 충분히 좋아질 것이다. 그러므로 일단은 앞에 나온 '변비를 악화시키는 이유' 중에서 자신에게 해당하는 부분을 찾아 그것부터 고쳐나가자. 그 구체적인 방법과 내용은 뒤에서 자세히 다루었으니 참고하기 바란다.

자가치료를 꾸준히 하면 심각한 변비나 변비약 의존증에도 효과적이다. 더불어 전문가가 처방하는 적절한 약을 사용하며 착실하게 재활 프로그램을 지속하면 반드시 배변력을 회복시킬 수 있다.

그러나 소화관 종양이나 암, 궤양성 대장염, 허혈성 대장염 등 장 질환으로 변비가 생긴 경우에는 이야기가 다르다. 수술 후에 갑자기 변비가 심각해졌다면 변비의 지속 기간과 정도를 불문하고 반드시 대장 내시경 검사를 통해 병증 여부를 확인해야 한다.

장은 몸의 건강을 비추는 거울이라고 해도 과언이 아니다. 장을 건강하게 유지하고 변비를 해소하면 피부도 고와지고 병에 잘 걸리지 않는 건강한 몸을 만들 수 있다.

그러면 이제 그 첫걸음을 내디뎌보자.

변비약으로는 변비를 고칠 수 없다

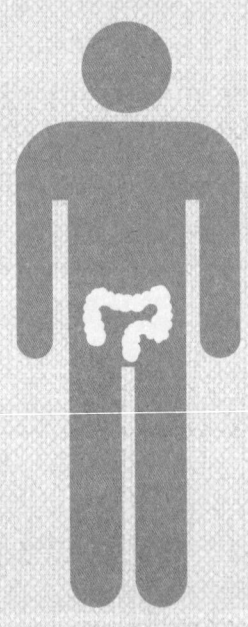

2

변비에 걸리면 어떻게든 변을 배출해야 한다는
생각에 휩싸인다. 그래서 쉽게 변비약에 손을 댄다.
그러나 처음 한두 알로 시작한 변비약 복용은
수십 알로 늘어나고 결국 변비약 의존증에
이르는 경우가 많다. 변비약의 부작용을 인식하고
현명하게 사용하는 법을 알아보자.

약이 증상을 악화시킨다

감기에 걸렸을 때 감기약을 계속 먹는다고 해서 감기가 더욱 심해지는 일은 없다. 또 감기약을 장기 복용하거나 한꺼번에 몇 십 알을 먹는다는 사람도 본 적이 없다.

그러나 변비는 다르다. 약을 계속 먹으면 증상이 분명히 더 심해진다. 또한 알고 그러는지 모르고 그러는지 변비약을 매일, 10알 이상 먹는 사람들도 분명히 있다.

감기의 경우, 약을 먹고 낫는다고 해서 약으로 감기가 치료된 것은 아니다. 약으로 열이나 기침 등 불쾌한 증상을 줄이면서 잘 쉬고 잘 먹어서 몸의 치유력을 높이면 자연스럽게 감기가 낫는 것이다. 변비약도 마찬가지로 '스스로 배변할 수 없어 매우 곤란한' 상황을 일시적으로 개선할 뿐, 변비를 치료하지는 못한다.

그런데 변비 환자들은 하나같이 '어떻게든 변을 배출해야 한다'는 생각에 치우치는 것 같다. 너무 괴로울 때는 약을 쓰는 것도 괜찮지만 변비약은 어디까지나 변이 나오지 않는 경우의 긴급 처방이니 일시적인 사용에 그쳐야 한다.

이 책을 읽는 사람들 중에도 매일 변비약에 의존해 변을 배출하는 사람이 있을 것이다. 이번 기회에 그 폐해를 다시금 인식하기 바란다.

앞에서 말했듯이 입과 장, 항문은 하나의 소화관으로 연결되어 있다. 그중에서 장은 음식 찌꺼기를 변으로 만들어 항문으로 내보내는 역할을 한다.

장 기능 중에 연동운동(대연동)과 직장반사는 배변과 깊은 연관이 있다. 연동운동으로 운반된 내용물이 직장에 도달하면, 뇌가 그 신호를 포착하여 '변의'라는 반응을 보낸다. 우리는 이처럼 변의를 느껴야만 화장실로 가서 변을 시원하게 배출할 수 있다. 그런데 변비약을 계속 쓰면 장의 이러한 리듬이 무너진다.

시판되는 변비약 중에서 가장 흔한 안트라퀴논계 변비약은 대장(중에서도 결장)을 자극해 변을 배출시키는 약이다.

정상적인 변의는 직장에 변이 도달했을 때 일어나는 데 반해, 이 약은 결장을 자극하여 변의를 일으킨다. 따라서 약을 복용하면 자연스러운 변의와 달리 '배가 묵직해지는 느낌'이 든다. 이는 변의가 아니라 약으로 만들어낸 부자연스러운 자극이다.

또 이러한 경우에는 정상적인 과정을 거치지 않고 바로 배출되는 물질이 변에 포함된다. 따라서 질척한 변이 배출되거나 무리한 배변으로 복통이 동반되기도 한다. 개운한 배변이 아닌 괴로운 배변인 것이다.

이런 일이 반복되면 장은 스스로 움직이기가 점차 어려워질 뿐 아니라, 직장에 도달한 변의 자극을 받아 뇌가 배변 지령을 내리는 과정조차 원활하지 않게 된다.

오랫동안 누워 지내며 운동을 하지 않으면 근육이 약해져서 팔다리를 잘 움직이지 못하게 된다. 이를 전문용어로 '폐용성 위축'이라고 하는데, 변비약을 상용하다 보면 항문과 항문 주변의 근육들도 점차 약해진다. 이런 식으로 우리의 몸은 자연스러운 배변을 조금씩 잊어가는 것이다.

약을 끊지 못하는
변비약 의존증

'변비약 없이는 배변할 수가 없어서 변비약을 매일 복용한다', '기준량 이상을 복용한다', '약으로 변을 배출하지 않으면 불안해진다' 등 중증 변비 환자 대부분이 변비약에 의존하여 생활하고 있다.

나는 이를 '변비약 의존증'이라고 부른다. 내가 본 가운데 가장 심각한 환자는 한 번에 2~3알 복용하고 하루에 무려 150알이나 먹는 여성이었다. 이렇게까지 많이 먹는 사람은 많지 않겠지만 하루에 10알, 20알씩 복용하는 사람은 결코 적지 않을 것이다.

변비약 의존증이 계속되면 몸에 다양한 이상이 생긴다. 자연스러운 배변이 이루어지지 않으므로 장 근육은 물론 괄약근 등의 근육이 약해진다. 또한 뒤에서 언급할 대장 멜라노시스도 진행된다.

이렇게 대장에서 위, 식도에 걸친 소화관 장애로 배변력이 급격히 쇠퇴하면 변비뿐만 아니라 '식욕부진', '식후 복부팽만감', '장내가스 생성' 등의 다양한 증상이 나타난다.

또 변비약을 과다하게 복용하면 설사를 하게 되어 체내 수분은 물론 몸에 필요한 미네랄까지 몸 밖으로 빠져나가버린다. 그 결과 전해질(혈액 중 염류) 이상이 발생할 수 있다.

우리 몸에 존재하는 60조 개의 세포는 세포내액과 세포외액 등 거의 수분으로 구성된다. 이러한 수분에는 나트륨과 칼륨, 칼슘과 마그네슘이 일정량 포함되어 있으며 이런 미네랄은 생체의 상태를 균일하게 유지하는 역할을 한다.

전해질 이상이란 이들의 균형이 정상치를 벗어난 상태로, 우리 몸에 심각한 위기가 닥쳤음을 의미한다. 부종과 근력저하를 일으키며 중증일 때는 부정맥, 의식장애 등 생명을 위협하는 전신 이상을 일으키기도 한다.

가장 심각한 것은 변비약을 상용하다 보면 정신적으로도 장애가 생길 수 있다는 사실이다. 실제로 변비약 의존증 환자는 공통적으로 불안감, 억울함 등의 심리적 이상을 보인다.

변비약을 매일 복용하면서도 남에게는 그 사실을 숨겨야 하는 외로움, 자연스럽게 배변하지 못하는 괴로움 등으로 혼자만의 세계에 숨어 지내는 사람도 많다. 우울증이나 섭식장애 등의 심리 증상은 중증 변비 때문에 발생하기도 하고, 반대로 중증 변비의 원인이 되기도 한다.

섭식장애를 동반한 변비약 의존증이 있다면 반드시 전문의의 치료를 받아야 하며, 심리 상담이나 입원 치료가 필요할 수도 있다. 변비약 의존증 역시 심리 치료를 전문으로 하는 기관의 협조 아래 진행하게 된다. 이에 대해서는 뒤에서 상세히 설명할 것이다.

변비약의
부작용

변비약의 부작용에 관해 좀 더 자세히 알아보자.

시판되는 변비약의 70~75%가 앞서 언급한 안트라퀴논계 변비약이다. 생약인 알로에와 센나(콩과의 허브), 대황 성분을 주성분으로 하며 대장, 그중에서도 결장을 자극해 변을 배출하는 결장 자극성 변비약이다.

이런 약을 장기적으로 사용하다 보면 장이 자극에 둔감해지고, 결국 기준량만으로는 효과가 나타나지 않아서 양을 점점 늘릴 수밖에 없다.

심지어 안트라퀴논계 변비약을 장기 복용하면 대장의 형태마저 변형될 수 있다. 이것이 대장 점막이 거무스름해지는 대장 멜라노시스다.

정상인의 장 VS 변비약 장기 복용자의 장

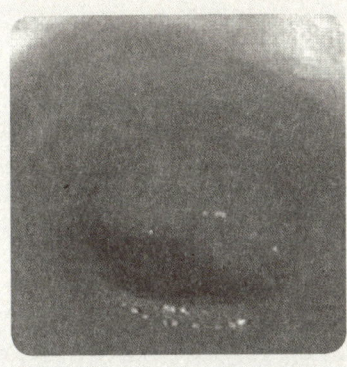

정상인의 장
연한 분홍색을 띠며 탄력이 있다.

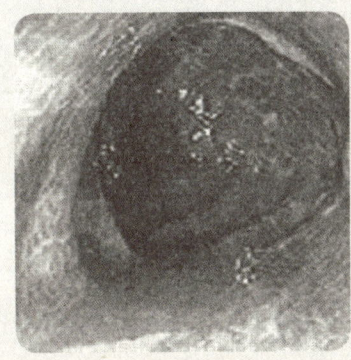

대장 멜라노시스가 발생한 장
대장 내 색소 침착으로 회색 또는 검은 색을 띤다. 통증 등 자각 증상은 없으나 대장이 마치 늘어난 고무호스처럼 변해 탄력이 떨어지고 기능이 저하된 상태다.

(사진 제공 : 마쓰이케 클리닉)

예전에 근무했던 마쓰시마 클리닉에서 조사한 결과(일본 소화기내시경학회에서 발표)에 따르면, 중등증 이상의 만성 변비로 대장 내시경 검사를 받은 사람 중 약 3.5%에서 대장 멜라노시스가 발견되었다. 해외 문헌을 살펴보면 대장 멜라노시스는 안트라퀴논계 변비약을 매일 4개월 정도 복용했을 때 발생하며, 연속적으로 복용하지 않더라도 9개월에서 1년 정도에 걸쳐 복용하면 발생한다는 보고가 있다.

안트라퀴논계 변비약이 체내에 들어오면 약물 대사 과정에서 장에 멜라닌 같은 색소가 침착된다. 본래 연한 핑크색이어야 할 장벽이 거무스름하게 변한 것을 직접 보았을 때는 나도 깜짝 놀랐다. 내시경 교과서에는 이 대장 멜라노시스가 20년 전부터 언급되어 있었지만 실제로는 거의 관심을 기울이지 않았던 것이다.

대장에 침착된 검은 색소는 자각 증상도 없이 장관 신경에까지 영향을 미쳐 대장을 늘어난 고무호스처럼 만든다.

대장 멜라노시스와 대장암의 직접적인 관계는 아직 밝혀지지 않았으므로 장 멜라노시스가 있다고 해서 반드시 대장암 발병률이 높다고 말할 수는 없다.

그러나 이렇게 거무스름해진 부분에서는 장의 운동이 멈춰 있다는 사실이 분명히 확인되었다. 대장 멜라노시스가 생기면 그렇지 않아도 약해진 대장의 움직임이 점점 둔해진다. 그래서 변비약 없이 배변하기가 점점 힘들어지고 결국 약의 양을 늘릴 수밖에 없는 악순환에 빠지는 것이다.

변의가 없는 것은 몸이 자연스러운 배변을 잊었다는 증거

변비약 의존증 환자에게 거의 공통된 특징은 '변의 상실'이다. 변의는 변비약의 복용 빈도, 복용량, 복용 기간에 비례해서 약해진다. 우리 클리닉 환자 2,000명을 대상으로 '변의의 유무'를 조사한 적이 있는데, 그중 90%가 '변의가 없다'고 대답했다. 내 경험상, 자연스럽게 배변할 수 없어 매일 변비약을 복용하는 사람이라면 거의 변의를 상실한 상태라고 볼 수 있다.

건강한 사람의 경우, S결장에 일정량의 변이 모이면 장 내압이 높아져서 변이 한꺼번에 직장으로 밀려나간다. 이때 직장 벽이 자극을 받아 직장반사가 일어나고, 동시에 변의가 발생해 항문의 괄약근이 이완되면서 배변이 시작된다.

하지만 자기 의지로 배변을 어느 정도는 참을 수 있다. 항문의 괄약근에는 항문 안쪽의 내항문 괄약근과 바깥쪽의 외항문 괄약근, 두 가지가 있기 때문이다. 내항문 괄약근은 '불수의근(不隨意筋)'이어서 마음대로 움직일 수 없지만, 외항문 괄약근은 '수의근'이어서 자기 의지(뇌)로 통제할 수 있다. 다시 말해, 화장실에 가기 전까지 의지력, 즉 외항문 괄약근의 힘으로 배변을 참을 수 있는 것이다.

변을 완전히 배출하기 위해서는 최종적인 배변 의지, 복압, 복근의 힘이 잘 조화되어야 한다. 그래야 최종적으로 항문이 열린다. 이처럼 배변이란 간단해 보이지만 사실은 매우 복잡한 작업이다.

그런데 변의가 사라진 사람은 이 과정이 잘 이루어지지 않는다. 직장에 변이 들어와도 그 자극이 뇌로 전달되지 않는 것이다. 그래서 변이 끝없이 쌓여 배가 부풀어 오르게 된다. 변의가 없어지면 복부팽만감과 복통 등 변비 증상도 더욱 심해진다. 그래서 고통을 해결하기 위해 또다시 변비약을 복용하게 된다.

변의가 생기는 원리

① 위 속에 음식물이 들어와 위벽이 늘어나면 반사적으로 결장이 움직인다. (위·결장반사)
② 결장의 운동에 의해 변이 직장으로 운반되면 직장벽이 그 자극을 뇌에 전달해 변의를 일으킨다.(직장반사)
③ 직장의 신호가 척수를 통해 뇌에 전달되면 배설 지령이 내려진다.
④ 대뇌에서는 상황에 따라 '참는다' 또는 '힘을 준다'를 선택한다. '힘을 준다'를 선택하면 근육이 수축하고 복압이 올라가며 직장이 수축한다. 그리고 최종적으로 배변한다.

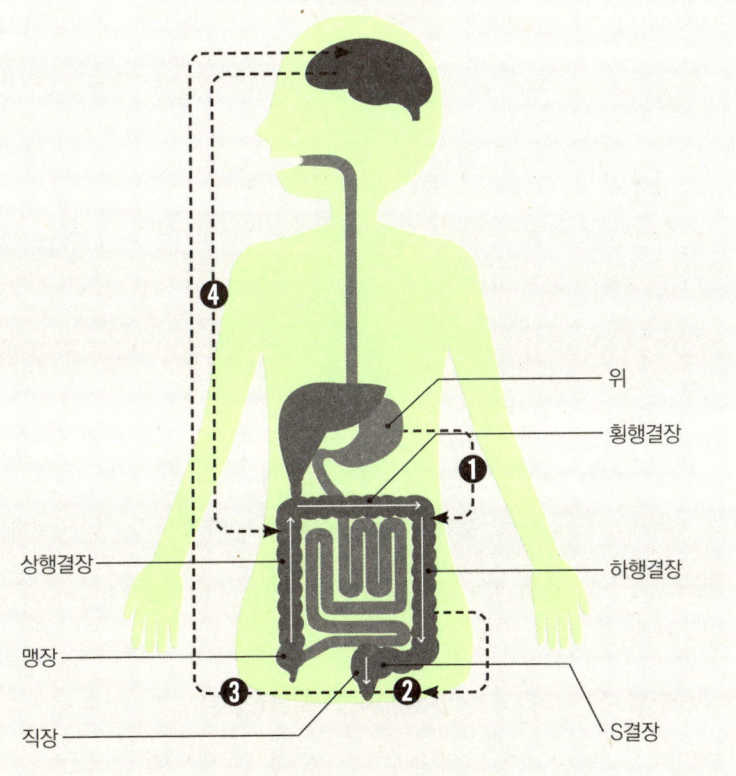

변의 상실은
내장감각의 장애

'변'의'란 의학적으로는 '내장감각'의 일종이다.
감각이란 동물이 외부 세계에서 받아들이는 자극을 말하는 것으로 시각, 청각, 후각, 미각, 평형감각 등이 있다. 우리는 이러한 감각을 기초로 '뜨겁다', '시끄럽다', '무겁다', '달다', '딱딱하다' 등의 각종 자극을 인지한다.

내장감각은 그중에서도 심장과 폐, 위와 장 등 장기가 느끼는 감각을 말한다. 우리는 주로 위통 등을 비롯한 내장통과 압박감, 식욕, 공복감, 구역질, 요의, 변의, 성욕 등의 내장감각을 느낀다. 복부팽만감도 내장감각의 한 가지다.

내장감각은 내장과는 멀리 떨어진 '구심성 신경'을 통해 뇌에 전달된다. 이 내장감각이 뇌에 전달된 덕분에 우리는 배 속이 비었을 때 식사를 하고 변의가 느껴질 때 배변할 수 있다.

내장감각은 뇌로 하여금 각종 지령을 내리게 하는 동시에 자율신경과 면역 기능에도 큰 영향을 미친다. 내장이 불쾌한 감각을 느낄 때 식은땀과 저혈압 등 자율신경 증상이 나타나는 것도 그 때문이다.

다시 말하지만 변의 상실은 내장감각 장애의 일종이다. 그리고 이는 곧 생물인 인간에게 위기를 의미한다고 해도 과언이 아니다.

내장감각 장애를 확인하는 법

사실 예전에는 장의 내장감각이 '너무 강한' 것이 더 문제였다. 내장감각이 너무 민감해서 일어나는 대표적인 증상이 과민성 대장증후군이다. 이는 장점막에 염증이나 종양 같은 질환이 없는데도 장이 너무 민감해져서 복통과 배변 이상 등을 일으키는 질병이다.

전에는 내장감각이 '너무 둔한' 것, 즉 변비에 관해서는 거의 주목하는 사람이 없었다. 내장감각 둔화에 대한 검사가 있기는 했지만 일반적이지 않았고, 옛 문헌 등을 뒤져보아도 둔해진 내장감각을 확인하는 일 따위는 언급된 사례가 없다.

변의의 유무를 확인하기 위해 서둘러 검사를 받을 필요는 없다. 그래도 앞에서 이야기했다시피 자신의 변의가 얼마나 소실되었고 장에 어떤 문제가 있는지 파악하는 데는 내시경 검사가 효과적이다.

대장내시경 검사에서는 항문에서 약 35~40cm 정도 깊이에 있는 S결장 부근까지 공기를 주입한 후 내시경을 삽입해 장관 내를 관찰한다. 이때 변비가 없는 건강한 사람은 변의를 느끼게 된다. 그러나 심각한 변비로 '변의 상실' 선고를 받은 사람은 공기를 주입해도 변의를 전혀 느끼지 못하거나 아주 미약하게만 느낀다고 한다.

특히 S결장 부근에 대장 멜라노시스가 있는 사람은 변의를 전혀 느끼지 못한다. 변의를 잃은 데다 장관의 기능까지 저하되는 이중고를 겪고 있는 셈이다.

다음 쪽에 스스로 내장감각에 장애가 있는지 파악할 수 있는 체크리스트를 실었다. 변비약 의존증이 있다면 십중팔구는 변의를 잃었다는 결과를 얻을 것이다. 한편 비교적 증상이 가벼운 사람이라면 자신의 상태를 파악하는 데 도움이 될 것이다.

또한 변의를 잃은 사람이 집에서 실천할 수 있는 장내 리셋 프로그램을 3장에서 소개하니 참고하기 바란다.

내장감각을 알아보는 체크리스트

다음의 질문 가운데 자신이 해당하는 사항에 체크한다.

1 하루에 1~2회 식사한다. ☐

2 배에서 꼬르륵 소리가 나지 않는다. ☐

3 수분을 별로 섭취하지 않는다. ☐

4 하복부가 자주 부풀어 오른다. ☐

5 변의(배변하고 싶은 느낌)를 느끼지 못한다. ☐

6 변비약을 복용하지 않으면 배변할 수 없다. ☐

7 1년 이상 매일 변비약을 복용하고 있다. ☐

8 아무 조치를 취하지 않으면 변이 전혀 나오지 않는다. ☐

9 글리세린 관장을 한 적이 있다. ☐

10 배변이 없고 배가 부풀어 오르며 속이 쓰리다. ☐

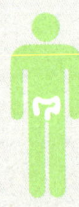

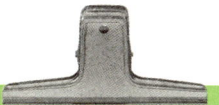

✔ 해당 사항 없음 ⇨ 내장감각 양호

내장감각에 문제가 없다. 변비가 약간 있다 해도 이 책 후반에 소개된 식이요법이나 운동으로 배변력을 회복시켜 변비를 해소할 수 있다.

✔ 5번 외에 해당 사항 있음 ⇨ 내장감각에 약간 문제 있음

내장감각을 둔화시키는 생활이 지속되고 있다. 그러나 변의가 아직 발생하므로 배변력을 되돌리기는 비교적 쉽다. 변의라는 마지막 보루가 남아 있으니 지금이라도 생활습관을 개선하면 변비가 심각해지는 것을 막을 수 있다.

✔ 5번만, 또는 5번과 1~4번 중 한두 항목에 해당 ⇨ 내장감각 장애(경증)

이미 내장감각이 저하되어 변의가 사라진 상태다. 안트라퀴논계 변비약을 마그네슘 제제나 좌약으로 바꾸고 변의 재활 프로그램에 돌입하자.

✔ 5번과 그 밖의 세 항목에 해당 ⇨ 내장감각 장애(중등증)

1~4번에 해당 사항이 많다면 곧바로 식이요법을 시작하자. 6~10번에 해당 사항이 많고 몸 상태도 좋지 않다면 이미 상당히 심각해진 상태다.

✔ 5번과 그 밖의 다섯 항목 이상에 해당 ⇨ 내장감각 장애(중증)

이미 몸이 자연스러운 변의를 잊었다. 변비약을 끊지 못하는 상태일 수도 있다. 특히 6~10번에 해당 사항이 많다면 전문의의 진찰을 받아보자.

변비약의
다양한 종류

지금까지 변비약 의존증과 변비약의 부작용에 대해 이야기했는데, 그렇다고 해서 변비약의 존재와 그 효과를 아예 부정하려는 것은 아니다. 식이요법 등 변비의 근본 원인을 개선하는 치료를 착실히 받으면서 변비약을 단기적으로, 또 보조 수단으로 쓴다면 오히려 중증 변비 환자에게는 효과적일 수 있다.

또한 변비약에도 다양한 종류가 있다. 시판되는 것이라면 무엇이든 똑같다고 생각해 초기일 때부터 강한 약을 쓰는 사람도 많다. 그러나 그중에도 비교적 의존성이 적은 약이 있으니 잘 알아보고 구입하는 것이 좋다. 이제 변비약의 종류를 전체적으로 훑어보기로 하자.

자극성 변비약

① 소장 자극성 변비약

소장을 자극하는 변비약. 피마자유나 올리브유 등이 포함된다. 결장 자극성 변비약보다 부작용이 적다.

② 결장 자극성 변비약

대장(결장)을 자극하여 연동운동을 일으킴으로써 변을 내보내는 변비약. 안트라퀴논계 변비약이 이에 해당하며, 시판되는 변비약의 대부분이 이 유형이다. 장기간 사용하면 대장 멜라노시스를 일으켜 장 기능을 저하시킨다.

기계성 변비약

① 염류 변비약

변의 삼투압을 높여 대장의 수분 흡수를 막아 변을 부드럽게 한다. 시판되는 변비약의 남용으로 변비가 심각해졌을 때 소장 자극성 변비약과 함께 쓰이는 경우가 많다. 부작용이 적으나 신장에 문제가 있는 사람은 사용에 주의가 필요하다.

② 당류 변비약

장내에 수분을 늘려 변을 부드럽게 한다. 위와 장에 잘 흡수되지 않는 당류가 주성분이다. 부작용이 적어서 어린이의 변비 치료에도 자주 쓰인다.

③ 팽창성 변비약

한천과 밀기울 등이 이에 해당한다. 수분을 흡수하여 변의 부피를 늘리고 변을 부드럽게 한다. 편식과 소식으로 장 내용물이 너무 적어서 변비가 생겼을 경우 이 변비약으로 변의 부피를 늘리면 변비를 해소할 수 있다.

④ 침투성 변비약

약 성분이 침투하여 변을 부드럽게 한다. 부작용이 적다.

이 밖에 변비 치료에 쓰이는 약으로 '좌약'이 있다. 변의가 이미 없어졌다면 변비약을 써도 직장이 변의를 일으키지 못해서 정상적인 배변 리듬을 되찾기 어려우므로 변비약보다 좌약이 효과적일 수 있다.

주요 변비약의 분류

자극성 변비약	소장 자극성 변비약	소장에 자극을 주는 변비약으로 피마자유나 올리브유가 이에 해당한다. 소장에 부작용이 적고 대장 멜라노시스가 생기지 않으므로 환자들에게 많이 추천한다.
	결장 자극성 변비약	대장(결장)을 자극하여 연동운동을 유도해 배변을 촉진한다. 시판되는 변비약의 대부분인 안트라퀴논계 변비약이 이에 해당하며, 오래 복용하면 대장 멜라노시스를 일으킨다. 그러나 피코설페이트나트륨 제제 등 화학합성계 변비약은 비교적 안전하다.
기계성 변비약	염류 변비약	변의 재료인 장 내용물의 삼투압을 높여 장의 수분 흡수를 억제하고 변을 액상으로 만들어 배설을 촉진하는 변비약. 부작용이 적어 적극적으로 추천한다(단, 신장에 장애가 있는 사람은 피한다). 주성분은 마그네슘이며, 병원에서는 주로 가루약 형태의 산화마그네슘을 처방한다. 그러나 일반 식품으로도 마그네슘을 섭취할 수 있다. 두부를 만드는 간수의 주성분인 염화마그네슘, 한방약 성분의 하나인 천연 함수 황산나트륨, 즉 망초도 염류 변비약에 해당한다.
	당류 변비약	장내 수분을 늘려 변을 부드럽게 해서 배변을 촉진하는 변비약이다. 그중 락툴로오스는 위와 소장에서는 소화·흡수되지 않아 대장까지 도달하는 난소화성 올리고당이다. 이를 이용한 약인 '모니락'은 어린이의 변비 해소에도 쓰이고 간성뇌증을 개선하는 데도 쓰인다. D-소르비톨은 조영제(바륨)를 복용했을 때 변비가 생기는 것을 예방하기 위해 쓰인다.
	팽창성 변비약	한천, 밀기울 등 수분을 흡수하여 변의 부피를 늘리고 변을 부드럽게 해 배변을 돕는 변비약. 약으로는 '바르코제' 등이 잘 알려져 있지만 배가 부풀어 오르는 부작용이 있다.

주요 변비약의 분류

기계성 변비약	침투성 변비약	장내 변에 침투하여 변을 부드럽게 하는 변비약. 일본에서는 일반적으로 사용되지 않는다.
기타	관장·좌약	관장약은 주성분인 글리세린이 직장을 자극하여 변을 배출하게 하는 약이다. 좌약인 '레시카본'은 항문 속에서 탄산가스를 발생시켜 장의 운동을 유도한다.

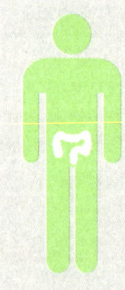

천연 재료라서
안전하다?

우리 클리닉에서는 가벼운 변비를 치료하거나 집에서 하는 장내 리셋 프로그램을 지도할 때 산화마그네슘 등의 염류 변비약, 올리브유 등의 소장 자극성 변비약을 주로 처방한다. 증상에 따라 한방 변비약을 추가하기도 한다. 한방약은 천연 동물 또는 식물을 가공한 생약의 조합으로, 그중에는 변비에 효과적인 것이 많다.

그런데 안트라퀴논계 변비약 역시 대황과 센나, 알로에 등 생약 성분으로 만들어진다. 화장품과 건강보조식품 광고를 보면 '천연 재료라서 안전하다'고 할 때가 많지만, 변비약은 천연 성분이 좋다고 말할 수 없다. 그래서 나는 한방약을 처방할 때도 대황과 센나, 알로에 등은 최소한으로 제한하고 효과가 어느 정도 증명된 '방풍통성산(防風通聖散)'을 주로 처방한다.

방풍통성산의 성분

함유된 생약	소화관에 미치는 주된 효과
황금(黃芩)	⇨ • 장내 혈류 확대 작용 • 완하(緩下) 작용(배를 부드럽게 풀어줌)
감초(甘草)	⇨ • 평활근의 이완 작용
길경(桔梗)	
석고(石膏)	
백출(白朮)	
대황(大黃)	⇨ • 사하(瀉下) 작용(장관의 내용물을 내려 보내는 작용)
형개(荊芥)	
치자(梔子)	⇨ • 사하 작용
작약(芍藥)	
천궁(川芎)	⇨ • 진통 작용 • 장관 혈류 확대 작용
당귀(當歸)	⇨ • 근육 이완 작용
박하(薄荷)	⇨ • 진경(鎭痙) 작용(경련을 진정시키는 작용) • 운동 억제 작용
방풍(防風)	
마황(麻黃)	
연교(連翹)	
생강(生薑)	⇨ • 장관 연동 운동 촉진 작용 • 장관 혈류 확대 작용
망초(芒硝)	⇨ • 완하 작용

방풍통성산은 활석(滑石, 함수 규산알루미늄에서 생겨난 천연 광물), 황금(黃芩, 꿀풀과의 여러해살이풀, 그 뿌리), 감초(甘草, 콩과의 여러해살이풀, 그 뿌리), 길경(桔梗, 초롱꽃과의 도라지 뿌리), 석고(石膏, 천연 함수 황산칼슘) 등 18가지 생약으로 구성된다. 여기에도 대황이 포함되어 있으나 비교적 소량이다.

이 약은 변비약으로서의 효과가 결코 약하지 않다. 망초(천연 함수 황산나트륨)와 황금, 치자(꼭두서닛과에 속하는 치자나무의 열매), 생강 등 효과적인 성분들 덕분이다. 이 성분들에는 소화관의 운동을 촉진하는 기능이 있다.

예를 들어, 망초는 소장 자극성 변비약의 주성분이다. 또 황금은 구토와 설사 등 장의 이상에 효과가 있으며, 생강은 장관의 내용물을 배출시키는 데 뛰어난 효과가 있다.

예전에 만성 변비 환자들에게 방풍통성산을 2주간 처방하고 그 결과를 조사한 적이 있다. 변비 환자들 중에서도 대장 멜라노시스가 발견된 만성 변비 환자는 97명이 있었는데, 그중 70%의 증상이 개선되었다. 또 변비가 있지만 대장 멜라노시스는 없는 경우에는 88%의 환자가 치료되었다.

만약 방풍통성산이 맞지 않으면 '마자인환(麻子仁丸)'이라는 한방약을 처방한다. 마자인환의 주성분은 삼과에 속하는 대마의 열매인 마자인이다. 마자인에는 올리브유에 많은 것으로 알려진 올레인산이 풍부하여 소장의 기능을 개선하고 배변을 촉진하는 효과가 있다. 즉 소장 자극성 변비약으로서 충분히 효과를 발휘하는 약이다.

변비에 대한 한방약의 효과

방풍통성산을 투여한 경우

	치료된 환자	치료되지 않은 환자	유효율
대장 멜라노시스가 있는 경우(97명)	68명	31명	70%
대장 멜라노시스가 없는 경우(90명)	79명	11명	88%

(대상 = 187명)

마자인환을 투여한 경우

치료된 환자	치료되지 않은 환자	유효율
22명	10명	69%

(수술 후 장관 유착증이 생긴 변비 환자의 개선 사례. 대상 = 32명)

방풍통성산, 대장 자극성 변비약, 올리브유를 병행한 경우

	대장 멜라노시스가 있는 경우(40명)	대장 멜라노시스가 없는 경우(24명)
변비약 중단	1명	1명
변비약 줄이기	40명	22명
변함 없음	0명	1명

(대상 = 64명)

하지만 방풍통성산과 마자인환에도 대황이 포함되므로(특히 마자인환에는 대황이 비교적 많다) 장기 복용하면 대장 멜라노시스를 일으킬 수 있다.

그래서 나는 한방약 역시 안트라퀴논계 변비약 사용량을 줄이기 어려울 때의 일시적인 방편으로 여기고 변비약과 함께 사용량을 줄이도록 지도한다. 한방약도 장기간 복용하거나 남용하지 않도록 주의해야 한다.

변비약은 구분해서 써야 한다

음식물은 변으로 배출되기 전까지 위와 소장, 결장, 직장을 거쳐 무려 9m에 달하는 소화관 속을 지나간다.

따라서 증상은 똑같은 변비라고 해도 소화관의 어느 부분에 어떤 문제가 있느냐에 따라 쓰는 약이 달라진다. 또 변의의 회복에 중점을 둘지 식이요법에 중점을 둘지에 따라 재활 프로그램의 방향성도 달라진다.

변비에는 암이나 종양 등의 질병으로 생긴 '증후성 변비'와 장 기능이 저하되어 생긴 '만성 변비'가 있다. 이 책은 주로 후자인 '만성 변비'를 다루며, 이를 의학적으로는 '상습성 변비'라고 한다. 상습성 변비는 다시 다음 3가지로 나뉜다.

① 직장성 변비

변이 직장까지는 도달하지만 변의가 없어서 배변하지 못하는 변비.

② 이완성 변비

대장 전체의 운동 기능이 저하되어 생기는 변비. 배가 부풀어 오르기만 하고 배변은 하지 못하는 것이 특징.

③ 경련성 변비

스트레스로 결장이 지나치게 긴장해서 발생하는 변비. 변비와 설사를 반복하는 것이 특징.

보통 변비를 이와 같이 분류하고 있다. 그러나 환자들을 실제로 진찰해보면 셋 중 한 가지에 정확히 들어맞는 케이스는 거의 없다. ①과 ②가 뒤섞여 있는 등 사람마다 증상이 다르다. 따라서 위의 분류는 어디까지나 일반론으로 생각해야 한다.

따라서 나는 다음 쪽의 표처럼 변비의 유형을 장애 부위와 원인에 따라 5가지로 나누었다. 그리고 이 분류에 따라 각각 적합한 변비약을 처방해 치료하고 있다. 예를 들어, 배변을 참다가 변의를 잃었다면 직장과 항문에 장애가 생긴 것이니 관장약이나 '레시카본' 좌약을 쓴다.

다이어트로 식사량이 적어서 변이 잘 만들어지지 않는 경우도 있다. 이때는 장 자체보다 장을 통과하는 변의 재료(소화관의 내용물)에 문제가 있기 때문에 식이섬유와 수분 섭취를 지도한다.

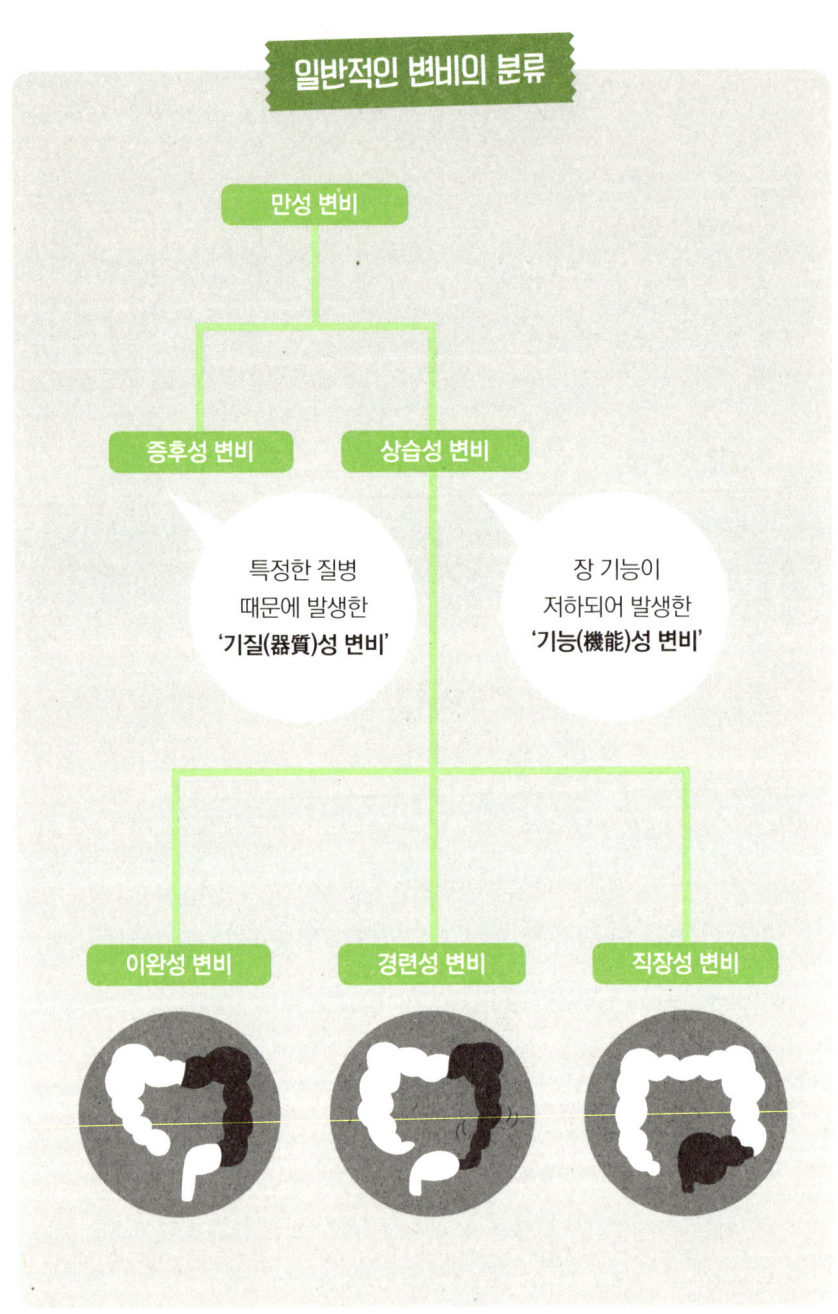

변비의 새로운 분류와 효과적인 변비약 유형

장애가 있는 장 부위와 변비의 원인	변비의 원인이 되는 장애	효과적인 변비 치료법과 약
소장	① 수술 후 장관 유착증 ② 염증성 장 질환 ③ 약제의 부작용	① 염류 변비약(산화마그네슘 등) ② 올리브유 ③ 피마자유 ④ 한방 약제

결장	① 이완성 변비증
	  (변비약의 장기 복용에 의한 2차적 장애 포함)
	② 대장 멜라노시스
	  (안트라퀴논계 변비약의 장기 복용에 의한 2차적 장애 포함)
	③ 수술 후 장관 유착
	④ 약제의 부작용
	⑤ 노화에 의한 장관 기능 저하
		① 결장 자극성 변비약
		  - 안트라퀴논계 변비약(센나, 대황, 알로에 등)
		  - 페놀프탈레인계 변비약(페노발린, 비사코딜 등)
		  - 기타(피코설페이트나트륨 제제 등)
		② 염류 변비약
		③ 미온수로 장세척
		④ 한방 약제

직장·항문	① 직장 반사 소실
	② 항문 반사 소실
	③ 장관 절제로 발생한 장애
		① 장관 자극성 변비약
		  - 관장약(글리세린 등)
		  - 레시카본 좌약

소화관 내용물의 감소	① 편식(식이섬유 섭취량 감소)
	② 노화에 의한 식사량 감소
		① 식이섬유
		  - 불용성 식이섬유(셀룰로오스 등)
		  - 수용성 식이섬유(난소화성 덱스트린, 폴리덱스트로스 등)
		② 수분

스트레스	① 심리적 스트레스 ② 물리적 스트레스 ③ 월경 전 증후군(PMS)	① 약물 요법(정신안정제, 한방 제제 등) ② 식이요법(감마리놀렌산) ③ 음악 요법

이런 치료법은 아직 일반적이지는 않다. 변비의 근본 원인을 치료하는 우리의 방식은 아직 의학적으로 입증되지 않았기 때문이다.

반대로 변비 전문이 아닌 의사를 찾아가면 시판되는 변비약과 별다름 없는 변비약을 처방해주고 마는 경우도 많다. 앞서 변의에 관해 언급했는데, 우리 클리닉에 찾아 온 환자들에게 "의사에게 변비 이야기를 했을 때 변의에 관한 질문을 받았습니까?"라고 물어보니 '그렇다'고 대답하는 사람이 아무도 없었다. 이것이 현실이다. 다시 말해, 대부분 병원에서는 변비 환자가 찾아 와도 '변만 배출시키면 된다'고 생각하고 변의까지 고려하지는 않는 것이다.

변비 치료가 널리 보급되지 않은 것은 변비가 병원에 '그다지 돈이 되지 않기' 때문이기도 하다. 변비를 치료하려면 식이요법이나 운동 등의 생활습관을 비롯해 장 기능을 관장하는 부교감신경을 활성화하는 이완법 등을 중점적으로 지도해야 한다. 다시 말해 문진이나 설명에 대부분 시간을 쏟아야 한다. 그러나 현재와 같은 의료 체계 하에서는 의사가 환자 한 명에게 그렇게 긴 시간을 쏟을 수가 없다.

이처럼 의학계의 문제를 포함한 다양한 문제로 변비 환자에게 적절한 조치가 취해지지 못해 변비 인구가 늘어나는지도 모른다. 환자에게만 잘못을 물을 수는 없는 것이다.

다행히 최근에는 변비에 대한 관심이 높아져서인지 소화기과를 중심으로 변비 클리닉을 개설하는 곳이 많아졌다. 이런 곳에서는 자가치료를 지도하고 증상에 따라 앞서 말한 변비약과 치료약을 함께 처방해 대부분 환자가 변비에서 탈출하도록 돕고 있다.

이런 과정을 통해 변의를 전혀 느끼지 못하는 중증 **변비, 변비약 의존증** 환자라도 6개월에서 1년 안에 배변력을 몰라보게 회복할 수 있다.

이제부터는 실전 대책으로 들어가보자. 차근차근 따라 해보기 바란다.

배변력을 기르는 식사와 장내 리셋 프로그램

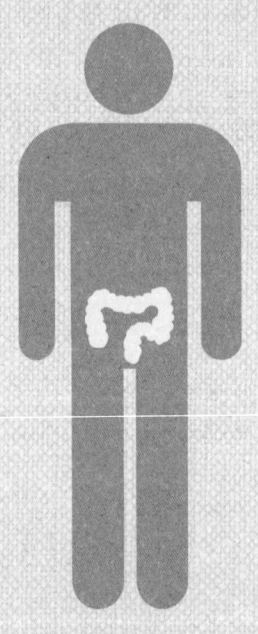

3

변비를 근본적으로 치료하기 위해서는
스스로 배변할 수 있는 능력을 되찾아야 한다.
그러한 능력을 기르기 위해서는
식습관 개선을 통해 장을 리셋할 필요가 있다.
여기에 소개한 체계적인 프로그램을 통해 배변력을 되찾자.

배변력을 기르는 식사 규칙

음식의 소화·흡수·배설 과정에서 사람의 의지로 통제할 수 있는 일은 입에 음식을 넣는 것과 항문을 개폐하는 것뿐이다. 그 밖에는 전부 자신의 의지와는 상관없이, 제2의 뇌인 장 신경과 장 기능을 관장하는 자율신경이 음식물을 장 속에서 이동시킨다.

이처럼 장에는 우리 의지가 작용하지 않기 때문에 장의 상태가 나빠지는 것이 더 위험한지도 모른다. 그러므로 장 기능을 건강하게 유지하고 장과 뇌의 연동을 원활하게 하는 것이 배변력 향상의 핵심이다. 또한 앞에서 언급한 변의를 되찾기 위해서라도 장 기능을 회복시켜야 한다. 이를 위해 무엇보다 중요한 것이 바로 '식사'다.

변비를 고치려면 반드시 지켜야 할 '배변력을 기르는 식사 규칙'부터 알아보기로 하자.

배변력을 기르는 식사 규칙 ①
하루 세 끼를 잘 챙겨 먹는다

거듭 이야기했듯이 아침을 거르는 식생활은 변비를 초래한다. 변은 체내에서 흡수되고 남은 음식물 찌꺼기이므로 우리가 식사를 하지 않으면 아예 만들어지지 않는다. 또 장의 연동운동 중에서도 배변과 가장 깊이 관련된 대연동은 아침에 무언가를 먹을 때 가장 강하게 일어난다.

우리는 아침에 일어나서 낮에 활동하며 밤에 잠든다. 이런 리듬이 자연스럽게 지켜지는 것은 인간의 몸속에 각종 기능을 원활하게 해주는 '체내 시계'가 있기 때문이다. 하루에 세 번 정기적으로 식사를 해야 장도 규칙적으로 움직이게 되고, 체내 시계에 배변 시간이 각인되어 매일 정해진 시간에 배변할 수 있다.

아침을 항상 거르는 사람 중에는 아침에 배가 그다지 고프지 않은 경우가 많다. 그럴 때는 플레인 요구르트에 잘게 자른 바나나 1/2개와 올리고당을 섞어서 먹어보자.

점심은 제2의 뇌를 활성화한다

소홀히 여기기 쉬운 점심 식사도 짚고 넘어가야겠다. 아침 식사를 한 후에는 교감신경이 서서히 활발해져서 집중력이 향상된다. 인간의 사고력은 오전 10시에서 11시 사이에 가장 활성화된다고 하니 중요한 일은 오전에 처리하는 것이 좋다. 그리고 그 일이 끝난 후 뇌가 휴식할 절호의 시간대가 점심시간이다.

편하게 점심 식사를 하면서 잠시 머리를 식히는 일은 장에도 좋은 영향을 미친다. 교감신경의 긴장이 지속되면 위장운동이 저하되어 식욕이 떨어지고 혈압과 심장박동 수가 계속해서 높아진다. 하지만 머리를 잠시 식히면 부교감신경이 활성화되어 장 기능이 좋아진다. 그 결과 제2의 뇌인 장에 연동운동이 활발하게 일어나 내용물이 원활히 이동하게 된다.

하루 중 점심 즈음에 인간의 소화력이 가장 높아진다는 보고도 있다. 몸에 영양을 공급한다는 의미에서라도 점심 식사를 소홀히 해서는 안 된다.

배변력을 기르는 식사 규칙 ②
잠들기 3시간 전에는 식사를 마친다

　밤이 다가오면 교감신경은 점차 수그러들고 부교감신경이 우위가 되면서 활발하게 기능하기 시작한다. 그리고 밤에는 위액 분비가 촉진되는 한편, 장의 연동운동은 약해진다. 그러므로 저녁 식사는 세 끼 중 가장 가볍게 먹어야 장에 부담이 덜 간다.

　또한 수면 중에는 다음 날 아침의 배변과 새로운 음식물의 소화를 위해 모틸린(Motilin)이라는 호르몬이 분비되어 소화관 속을 깨끗이 청소한다. 그런데 이 호르몬은 위장이 비지 않으면 충분히 기능하지 못한다. 그러므로 저녁 식사는 잠들기 2~3시간 전에 끝내야 한다.

　그뿐 아니라 모틸린은 스트레스가 있을 때도 잘 분비되지 않는다. 따라서 밤에는 몸의 리듬을 유지하기 위해 차분하게 지내는 것이 좋다. 또 잠들기 전에는 뇌에 과도한 자극이 가지 않도록 주의하자.

배변력을 기르는 식사 규칙 ③
수분을 충분히 섭취한다

수분은 장의 연동운동을 활성화한다. 아침에 눈을 뜨자마자 찬물 한 컵을 마시면 변비 해소에 효과가 있다고 한다. 비어 있는 위에 찬물이 들어가 위벽을 자극하면 위가 대장에 '연동운동을 시작하라'는 신호를 보내기 때문이다. 그런 다음에 아침 식사를 제대로 하면 배변력이 눈에 띄게 좋아질 것이다.

예전에 찬물의 효과를 확인하기 위해서 환자에게 미리 양해를 구한 후 대장내시경 검사 중에 상행결장에 4℃ 이하의 냉수를 투입하는 실험을 한 적이 있다. 그 결과 냉수를 넣자마자 장의 연동운동이 급격히 활발해지는 것을 확인할 수 있었다. 따라서 변비가 있다면 장의 이런 움직임을 상상하면서 아침에 물 한 컵을 마시는 습관을 들이도록 하자.

변을 부드럽게 하는 데도 수분이 꼭 필요하다. 물은 1,00ml를 마셔도 그중 900ml가 소장에 흡수되기 때문에 대장에는 100ml 정도만 도달하게 된다. 그리고 대장으로 간 수분 중에서 다시금 체내에 흡수되는 양을 제외하면, 변은 그보다도 적은 양의 수분만 포함한다고 할 수 있다.

수분이 적으면 변이 딱딱해진다. 특히 여름에는 땀으로 수분이 배출되어 체내의 수분 함량이 부족해진 탓에 변비가 심해지는 사람이 많다. 따라서 하루에 물을 1,500~2,000ml(1.5~2l)쯤 섭취하는 것이 좋다.

어떤 물을 마셔야 하느냐고 묻는 사람이 많은데, 기본적으로는 미네랄워터를 마시자. 미네랄워터에는 나트륨과 칼륨, 마그네슘 등 미네랄이 풍부하다.

한편 콘트렉스(Contrex, 프랑스의 미네랄워터) 등의 연수(軟水)는 독특한 맛이 나는 것이 특징이다.

연수는 일본의 천연수에 많다. 최근에는 외국에서 다양한 물이 수입되어 중연수라고 불리는 미네랄워터도 판매된다.

물은 매일 마시는 것인 만큼 맛있고 싫증이 나지 않아야 한다. '수분을 섭취한다'는 목표를 중시하면서 맛과 종류를 취향대로 선택하자.

배변력을 기르는 식재료와 영양소 ①
식이섬유

일단은 하루에 25g을 목표로

 장은 음식의 통로이므로 어떤 음식을 먹었느냐에 큰 영향을 받는다. 또 장을 건강하게 유지하기 위해 적극적으로 섭취해야 할 식품도 많다. 이처럼 음식물이 장에 어떤 영향을 미치는지 잘 알아야 적절한 변비 대책을 세울 수 있다. 따라서 배변력을 기르기 위해 적극적으로 섭취해야 할 식재료와 영양소를 이야기하려고 한다. 우선 식이섬유부터 시작하자.

 식이섬유는 '사람의 소화효소로는 소화할 수 없는 난소화성 식품 성분의 총칭'으로 정의된다. 다시 말하면 장에서 소화·흡수되지 않는 성분이라는 뜻이다. 그런 의미에서 비타민처럼 체내에 소화·흡수되어 효과를 발휘하는 식품 성분과는 성질이 전혀 다르다. 그래서 식이섬유는 오랫동안 '영양분이 없는 음식 찌꺼기'로 여겨져왔다.

그러다가 식이섬유가 주목받게 된 것은 제2차 세계대전 후부터다. 아프리카에서 활동하던 의사들이 유럽에서 계속 늘어나는 변비와 대장암 등의 대장 질환이 아프리카에는 거의 없다는 것을 발견한 것이다. 그 후 여러 차례에 걸친 대규모 조사를 통해 식이섬유와 변비의 관련성이 증명되었다.

한국인이 건강한 생활을 유지하기 위해 필요한 식이섬유는 하루에 20~25g이다. 일본 후생노동성은 성인 남성은 26~27g, 성인 여성은 하루에 20~21g을 섭취할 것을 권한다. 나는 외우기 쉽도록 환자들에게 하루 25g을 섭취하라고 지도한다.

그런데 한국영양학회가 발표한 것에 따르면 한국인의 식이섬유 섭취량은 하루 평균 17g 정도다. 고령자 역시 소식하는 경향이 있어서 식이섬유 섭취량이 부족하다. 따라서 식이섬유 25g을 음식으로 섭취하려고 노력하되, 어렵다면 건강보조식품 등으로 보충하자.

그러나 무언가를 먹을 때마다 식이섬유 섭취량을 계산하기란 매우 어렵다. 그래서 나는 '컵 계량법'을 권한다. 누구나 집에 가지고 있는 200ml짜리 컵을 이용해 식재료의 무게를 측정한 다음, 식품에 들어 있는 식이섬유 함량을 계산하면 된다. 이렇게 하면 필요한 식이섬유를 섭취하기 위해 재료를 얼마나 넣어 요리해야 하는지 쉽게 알 수 있다.

식이섬유 함량을 계산할 때는 다음의 식품 분석표를 사용하자. 대표적인 식품들에 포함된 식이섬유 수치를 정리한 것이다.

식이섬유가 많은 식품 리스트

- F. I.(Fiber Index)란 식재료 100g에 포함된 에너지의 양(kcal)을 100g에 포함된 식이섬유의 양으로 나눈 수치다. 쉽게 말해 F. I.가 낮을수록 칼로리가 낮고 식이섬유가 많다. 따라서 F. I.가 낮은 식재료는 변비 없이 다이어트를 하려는 사람에게 매우 효과적이다.
- S. F.(Soluble Fiber)란 총 식이섬유 양에서 수용성 식이섬유의 양이 차지하는 비율을 나타낸다.

	식품명	칼로리(kcal)	식이섬유(g)	수용성 식이섬유(g)	불용성 식이섬유(g)	F. I.	S. F.
곡류·면류	호밀빵	264	5.6	2	3.6	47	36
	메밀국수	132	2	0.5	1.5	66	20
	피(볏과의 식물)	367	4.3	0.4	3.9	85	9
	파스타(삶은 것)	149	1.5	0.4	1.1	99	27
	좁쌀	364	3.4	0.4	3	107	12
	식빵	264	2.3	0.4	1.9	115	17
	우동(삶은 것)	105	0.8	0.2	0.6	131	25
	정백미	168	0.3	0	0.3	560	-
채소	느티만가닥버섯(삶은 것)	21	4.8	0.2	4.6	4	4
	양송이(삶은 것)	16	3.3	0.1	3.2	5	3
	오크라(삶은 것)	33	5.2	1.6	3.6	6	31
	여주	17	2.6	0.5	2.1	7	19
	모로헤이야(삶은 것)	25	3.5	0.8	2.7	7	23
	브로콜리(삶은 것)	27	3.7	0.8	2.9	7	22
	우엉(삶은 것)	58	6.1	2.7	3.4	10	44
	양상추	12	1.1	0.1	1	11	9

분류	식품						
채소	오이	14	1.1	0.2	0.9	13	18
	양배추 (날 것)	23	1.8	0.4	1.4	13	22
	당근 (삶은 것)	39	3	1	2	13	33
	호박 (삶은 것)	60	3.6	0.8	2.8	17	22
	양파 (삶은 것)	31	1.7	0.7	1	18	41
	토마토	19	1	0.3	0.7	19	30
	옥수수 (삶은 것)	99	3.1	0.3	2.8	32	10
	고구마 (찐 것)	131	3.8	1	2.8	34	26
	감자 (찐 것)	84	1.8	0.6	1.2	47	33
콩·해초	한천 (불린 것)	3	1.5	–	–	2	–
	큰실말	4	1.4	–	–	3	–
	미역 (불린 것)	17	5.8	–	–	3	–
	비지	111	11.5	0.4	11.1	10	3
	대두 (삶은 것)	180	7	0.9	6.1	26	13
	낫토	200	6.7	2.3	4.4	30	34
	누에콩 (삶은 것)	112	4	0.4	3.6	28	10
과일	블루베리	49	3.3	0.5	2.8	15	15
	키위	53	2.5	0.7	1.8	21	28
	딸기	34	1.4	0.5	0.9	24	36
	무화과	54	1.9	0.7	1.2	28	37
	아보카도	187	5.3	1.7	3.6	35	32
	사과	54	1.5	0.3	1.2	36	20
	그레이프프루트	38	0.6	0.2	0.4	63	33
	바나나	86	1.1	0.1	1	78	9
	포도	59	0.5	0.2	0.3	118	40

(F. I.는 소수점 한자리로 반올림. 한천, 큰실말, 미역은 총 식이섬유 양만 표시되어 S. F. 산출 불가)

계산이 필요 없는 컵 계량법

• 200ml 계량컵에 채소나 과일을 가득 담았을 때의 식품 양, 식이섬유 양, 칼로리를 표시했다.

식품명	한 컵에 포함된 식품의 양 (g)	한 컵에 포함된 식이섬유의 양 (g)	한 컵에 포함된 열량 (kcal)
우엉(돌려 깎은 것)	90	5.5	52
곤약(한입 크기로 썬 것)	155	4.7	11
시금치(3~4cm 길이로 썬 것)	35	1	7
양파(얇게 썬 것)	8.5	1.4	31
양배추(한입 크기로 썬 것)	40	0.7	9
당근(어슷하게 썬 것)	120	3	44
대파(잘게 썬 것)	85	1.9	24
감자(부채꼴로 썬 것)	130	7	87
셀러리(얇게 썬 것)	90	1.4	14
호박(부채꼴으로 썬 것)	130	4.5	118
표고버섯(얇게 썬 것)	50	1.8	9
피망(어슷하게 썬 것)	85	2	19
토마토(얇게 썬 것)	150	1.5	28
사과(껍질째 부채꼴로 썬 것)	100	1.5	54
망고(숟가락으로 떠낸 것)	145	1.9	93
블루베리(통으로)	120	4	59
딸기(반으로 쪼갠 것)	115	1.6	39
바나나(얇게 썬 것)	130	1.4	112
파인애플(부채꼴로 썬 것)	135	2	69
키위(반달 모양으로 썬 것)	140	3.5	74

식이섬유를 잘못 섭취하면 변비가 더 심해질 수 있다

식이섬유를 무조건 많이 먹는다고 좋은 것은 아니다. 식이섬유 섭취에도 요령이 있다.

식이섬유는 불용성 식이섬유와 수용성 식이섬유로 나뉜다. 불용성 식이섬유는 물에 녹지 않는 식이섬유로, 셀룰로오스 등이 풍부한 양상추나 양배추에 많다. 수용성 식이섬유는 물에 잘 녹는 식이섬유로, 다시마나 미역 등 저분자 알긴산나트륨이 풍부한 해조류에 많고 사과, 바나나 등 펩틴이 풍부한 잘 익은 과일에도 많다.

다음 표를 보면 알 수 있듯, 식이섬유에는 보수성, 점성, 흡착성, 발효성이라는 네 가지 효능이 있어 변비 해소에 효과적이다.

그런데 이 네 가지 효능은 불용성 식이섬유와 수용성 식이섬유가 합쳐져야 비로소 작용한다. 또한 식이섬유의 일부는 체내에서 분해되어 대장 점막의 최대 에너지원인 '뷰티르산'이라는 물질을 생산한다.(참고로 대장의 두 번째 에너지원은 뒤에서 설명할 글루타민이다.)

식이섬유라고 하면 샐러드를 떠올리는 사람이 많은데, 샐러드만 먹으면 불용성 식이섬유만 섭취하게 된다. 수용성 식이섬유가 거의 포함되지 않은 현미식 위주의 건강법을 실천하다가 오히려 변비를 악화시키는 사람도 적지 않다. 물에 녹지 않는 불용성 식이섬유만 섭취하면 변이 딱딱해지거나 배가 심하게 부풀어 오르게 된다.

내가 연구한 바에 의하면, 불용성과 수용성을 2 : 1의 비율로 섭취하는 것이 좋다. 만성 변비 환자에게 수용성 식이섬유의 일종인 '폴리덱스트로스'가 들어 있는 식품을 처방하면서 불용성 식이섬유

식이섬유의 네 가지 효능

보수성
물을 포함하는 성질. 수용성 식이섬유의 특징으로, 변을 부드럽게 하고 부피를 늘려준다.

점성
물에 녹으면 끈끈한 젤처럼 변하는 성질로 수용성 식이섬유의 특성이다. 연근 등에 포함된 펙틴, 곤약 등에 포함된 글루코만난이 대표적이다. 젤 상태가 된 식품은 천천히 이동하므로 혈당치 상승을 억제하거나 혈중 콜레스테롤 수치를 낮추는 효과가 있다.

흡착성
콜레스테롤, 담즙에서 만들어진 담즙산, 식품 속 유해 물질의 표면에 들러붙어(흡착) 변으로 배설시키는 성질. 동물 실험을 통해 다이옥신의 배설을 촉진하는 효능도 확인되었다.

발효성
식이섬유 성분의 일부는 대장에 서식하는 유익균에 의해 분해(발효)되어 단쇄지방산이 된다. 단쇄지방산 중에서도 뷰티르산은 대장을 건강하게 유지하는 에너지원으로 쓰인다. 식이섬유를 섭취하여 뷰티르산을 많이 생산하면 대장 환경이 개선되어 전신의 면역력도 향상된다.

를 14g, 수용성 식이섬유를 7g으로 조정했더니 배변이 가장 양호해졌다.

실험에서 사용한 폴리덱스트로스는 옥수수 추출 성분으로 제조된 수용성 식이섬유다. 식이섬유를 많이 섭취하라고 지도해도 소식이 습관이 된 고령자들이 식사량을 늘리기는 쉽지 않다. 이런 환자들에게 폴리덱스트로스를 배합한 음료를 지속적으로 섭취하게 했더니 딱딱한 변이 부드러워지는 등 변비에 큰 효과를 보였다.

그리고 변비약을 자주 사용하는 변비 환자들에게도 사전에 동의를 얻어 폴리덱스트로스 배합 음료를 10일간 섭취하게 했더니 92명 중 59명(64%)의 변비가 개선되었다.

폴리덱스트로스는 '화이브미니'와 '화이브미니 젤리(동아오츠카)' 등 음료와 젤리 형태의 다양한 식품에 함유되어 있다. 이러한 식품을 적극적으로 활용하는 것도 좋은 방법이다.

이런 이유로 앞서 '식이섬유가 많은 식품 리스트'에서도 식이섬유의 양뿐 아니라 F. I.(Fiber Index)와 S. F.(Soluble Fiber)를 함께 소개한 것이다.

F. I.란 식재 100g에 포함된 에너지의 양(kcal)을 100g에 포함된 식이섬유의 양으로 나눈 수치다. F. I.가 낮을수록 열량은 낮고 식이섬유는 많다. 따라서 F. I.가 낮은 식재료는 변비를 유발하지 않으면서, 혹은 변비를 해소하면서 다이어트를 하려는 사람에게 큰 도움이 된다.

S. F.는 총 식이섬유 양에서 차지하는 수용성 식이섬유 양의 비율이다. S. F.가 높을수록 수용성 식이섬유를 많이 포함한 식품이다. 단

순히 식이섬유의 양만 보지 말고 F. I.와 S. F.까지 따져보면서 표를 활용해야 식이섬유를 더욱 균형 있게 섭취할 수 있다.

배변력을 기르는 식재료와 영양소 ②
올리브유

효과도 빠르고 맛도 좋은 이상적인 식재료

적당량의 기름은 장 기능을 활성화하는 효과가 있다. 그중 가장 유명한 것이 기원전부터 '천연 변비약'으로 잘 알려진 올리브유다. 이탈리아에서는 지금도 변비를 예방하기 위해 아이에게 매일 올리브유 한 티스푼을 먹인다고 한다.

올리브유에는 올레인산이 풍부하게 들어 있다. 올레인산은 지질의 주된 성분인 지방산의 일종인데, 올리브유 100ml에 들어 있는 지방산 94mg 중 75%가 올레인산, 10.4%가 리놀산일 만큼 다른 기름에 비해 올레인산 함량이 매우 높다. 지질은 섭취한 후 비교적 짧은 시간에 장에 도달하므로 효과도 빠르다.

동일본 대지진 후 피해 지역에서 변비 환자가 속출하자 한 신문사에서 그 대책을 취재하러 나를 찾아온 적이 있다. 그때도 나는 손쉽게 구할 수 있는 올리브유를 섭취하라고 권했다. 컵라면에 올리브유를 넣어 먹는 것도 좋은 방법으로, 맛도 꽤 좋다.

내가 올리브유의 효능에 눈뜨게 된 것은 뒤에 소개할 '장내 리셋 프로그램'을 개발하기 전인 15년 전의 일이다.

대장 멜라노시스가 발생한 중증 변비 또는 변비약 의존증 환자를 치료할 방법을 찾다가 처음 시도한 것은 한방약인 '방풍통성산'이었다. 이를 변비약 의존증 환자 26명에게 투여했더니 일부는 이전에 쓰던 안트라퀴논계 변비약의 양을 서서히 줄이는 데 성공한 반면, 6명에게는 전혀 성과가 없었다. 그래서 약리학 교과서에 변비약으로 언급된 올리브유를 한방약과 병용하기 시작했다.

그 결과 6명 모두에게 효과가 나타나 변비약을 끊을 수 있었다. 그 중에는 올리브유만으로 배변을 할 수 있게 된 사람도 있었다.

올리브유는 가열하지 않고 섭취한다

장운동을 활성화하려면 하루에 엑스트라 버진 올리브유를 한두 큰술 섭취하는 것이 좋다. 엑스트라 버진 올리브유는 올리브 열매를 그대로 짜서 얻은 '올리브유 원액'으로, 쉽게 산화하지 않고 맛과 향기가 좋은 것이 특징이다.

엑스트라 버진 올리브유를 빵에 찍어 먹거나 샐러드에 드레싱 대신 넣어도 좋다. 빵은 백미보다 식이섬유가 많으므로 빵과 올리브유의 조합은 이상적이다. 이렇게만 해도 올리브유 한 큰 술 정도를 무리 없이 섭취할 수 있다.

사실 올리브유 섭취를 권하면 비만이 될까봐 염려하는 환자도 있다. 분명히 올리브유는 지방의 일종이므로 너무 많이 섭취하면 비만을 초래할 수 있다.

그러나 일반적인 식사를 할 경우 올리브유 한두 큰 술은 건강에 큰 영향을 미치지 않는다. 오히려 올리브유를 적당량 섭취하는 것은 몸에 좋은 영향을 미친다고 알려져 있다. 올리브유는 기름이지만 해로운 콜레스테롤을 줄이고 대장암을 비롯한 암 전반을 예방하는 효과가 있다는 사실이 수많은 연구와 면역 조사를 통해 밝혀져 있다.

배변력을 기르는 식재료와 영양소 ③
올리고당

하루에 3g만 섭취하면 장내 비피더스균이 몇 배로 늘어난다

올리고당은 인간의 소화효소로 소화·분해되지 않고 대장까지 도달하는 특성이 있다. 대장에 도달한 올리고당은 비피더스균의 먹이가 되어 유익균을 늘림으로써 장내 환경을 개선한다.

올리고당의 섭취 기준은 하루에 3~5g이다. 대두 올리고당의 경우 하루에 3g만 섭취해도 장내 비피더스균이 몇 배로 늘어난다고 한다. 올리고당이 많은 식재료는 과일, 벌꿀, 두유 등이며 그 밖에 옥수수와 당근, 파와 낫토, 아스파라거스, 양파, 우엉 등에도 올리고당이 비교적 많다. 특히 바나나는 100g(1개 정도)당 올리고당을 300mg이나 함유하고 있다. 설탕의 절반 정도 열량으로 설탕보다 강한 단맛을 얻을 수 있는 올리고당 감미료를 이용하는 것도 좋은 방법이다.

배변력을 기르는 식재료와 영양소 ④
식물성 유산균

절임과 된장, 간장에 많다

유산균은 올리고당과 마찬가지로 장내 유익균을 늘려 장내 환경을 정비하므로 배변력을 기르는 데 꼭 필요한 식품 성분이다.

유산균에는 동물 젖을 먹고 증식하는 '동물성 유산균'과 식물에 포함된 포도당 등을 먹고 증식하는 '식물성 유산균'이 있다. 동물성 유산균은 요구르트와 치즈 등 유제품과 유산균 음료에 많으며 식물성 유산균은 김치와 된장 등 발효식품에 많다.

도쿄 농업대학의 오카다 사나에 교수가 이름 붙인 식물성 유산균은 김치와 된장, 절임류, 간장, 막걸리 등 발효식품에 많이 들어 있다. 즉 식물이 원료인 발효식품의 맛과 향은 식물성 유산균과 깊은 관련이 있다.

동물성 유산균은 대부분 위액과 장액에 의해 죽기 때문에 산 채로 장까지 도달하기가 어렵다고 한다. 그러나 식물성 유산균은 생명력이 강해 산과 알칼리, 온도 변화에 잘 견디므로 위와 장에서 죽지 않고 산 채로 장에 도달한다. 그리고 장에서 유산을 방출해 장내 환경을 약산성으로 바꾸므로 장에 유익균을 늘린다.

전통적인 식사를 주로 했던 근대 초기까지는 누구나 식품을 통해 식물성 유산균을 섭취할 기회가 많았다. 그러나 1960년대부터 식생활이 서구화되면서 식물성 유산균의 섭취량이 급격히 줄어들었다. 그러므로 현대인이라면 식물성 유산균이 들어 있는 식품을 적극적으로 챙겨 먹기 바란다.

65세 이상의 변비에 효과적

식물성 유산균은 얼마든지 섭취해도 좋다. 그러나 말했다시피 식물성 유산균은 절임, 된장 등 맵고 짠 발효식품에 많기 때문에 고혈압이나 신장병이 있어서 염분 섭취를 제한해야 하는 사람은 주의가 필요하다. 그럴 때는 식물성 유산균이 들어 있는 음료를 잘 활용하자.

예전에 교토식 절임인 '순무 절임'에서 락토바실러스 브레비스균을 채취해 음료를 만들고 만성 변비증 환자들에게 섭취하게 한 실험이 있었다. 경증 변비에서 중등증 변비까지 두루 포함된 여성 38명에게 해당 음료 130ml를 하루에 한 번씩 8주 동안 섭취하게 하면서 섭취 전과 섭취 후의 자각 증상(배변 횟수와 변의 상태, 복부 증상), 복용하는 변비약의 사용량과 횟수 변화를 조사했다. 그 결과 변비약 복용 횟수는 하루 1.6회에서 1.4회로 줄었고 사용량도 줄어들었으며 자각 증상도 개선된 것으로 나타났다.

다른 조사에서는 44명을 대상으로 같은 음료를 4주 동안 섭취하게 한 후 기분(의식=뇌)이 어떻게 달라졌는지 물었다. 그랬더니 35명이 '섭취 전보다 기분이 좋아졌다'고 답했다.

또 다른 조사에서는 65세 이상 고령자의 변비에도 이 음료가 효과가 있어 변비약 사용 횟수는 평균 2.1회에서 1.6회로 줄어들었고 사용량도 하루 2.9알에서 2.3알로 줄어든 것으로 나타났다. 그뿐만이 아니라 복부팽만감이 해소되고 변이 부드러워지는 등 자각 증상도 개선되었다.

이러한 실험으로 식물성 유산균이 장과 뇌에 좋은 영향을 미칠 가능성이 확인되었으므로, 앞으로 더욱 연구해서 식물성 유산균과 뇌, 심리의 확실한 관계성을 밝혀낼 예정이다.

배변력을 기르는 식재료와 영양소 ⑤
마그네슘

변을 무르게 해서 변비약의 재료로 쓰인다

지금까지 배변력을 기르는 데 필요한 식재료를 이야기했는데, 이번에는 권하고 싶은 영양소가 있어서 소개하려고 한다. 가장 먼저 소개할 것은 마그네슘이다.

수분을 설명할 때 언급했듯이, 마그네슘은 미네랄의 일종으로 장관의 기능을 향상시키는 효과가 있다. 두부의 응고제인 '간수'가 변비에 좋은 것도 간수에 마그네슘이 많기 때문이다. 시중에는 이러한 마그네슘의 효과를 이용한 산화마그네슘 변비약이 판매되고 있다.

입으로 섭취한 마그네슘의 25~60%는 소장에서 흡수된다. 흡수되지 않고 남아 대장으로 간 마그네슘은 수분을 많이 빨아들여서 변을 부드럽게 한다.

또한 마그네슘은 체온과 혈압을 조절하고 근육의 긴장을 완화하며 세포의 에너지 소비를 돕는 등 몸의 대사에 꼭 필요한 역할을 한다.

마그네슘이 풍부한 식재료에는 다시마, 시금치, 톳, 현미, 낫토, 굴(패류), 가다랑어 등이 있다. 근대 초기까지 우리 식탁에 이러한 식품이 많이 올라서 마그네슘 부족을 걱정할 필요가 없었다. 그러나 현재 한국인의 마그네슘 섭취량은 기준량(남성은 하루 350mg, 여성은 280mg)을 밑돌아 그 부족분을 채워야 하는 상황이다.

한편 마그네슘은 단 음식을 많이 먹거나 운동으로 땀을 많이 흘리거나 스트레스를 받으면 대량으로 소모된다. 그러므로 평소 마그네슘이 풍부한 식재료를 하루에 적어도 한 가지씩 섭취하도록 하자.

마그네슘은 식사로 섭취하는 것이 기본이지만 간수 물로 보충하는 것도 무방하다. 간수 물은 두부 응고제인 간수에 물을 탄 것으로 물 1l에 간수 1~1.5ml 정도가 적당하다. 그러나 변비에 좋다고 해서 간수의 양을 늘리거나 기준 이상으로 섭취해서는 안 된다. 마그네슘을 너무 많이 섭취하면 신장에 문제를 일으킬 수 있기 때문이다.

마그네슘이 많은 식품

식품명	100g당 함유량(mg)
톳(말린 것)	620
김구이	300
콩가루(전립 대두)	240
다시마(튀각)	190
현미	110
미역(생)	110
바지락(생)	100
낫토	100
땅콩	100
굴(패류)	74
가다랑어(봄에 잡은 것, 생)	42
시금치(삶은 것)	40
곶감	26
고구마	25

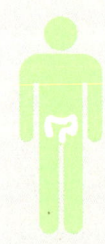

배변력을 기르는 식재료와 영양소 ⑥
비타민 C

변비의 적, 스트레스로 대량 소모되는 영양소

　미용과 건강의 열쇠로 잘 알려진 비타민 C는 사실 장에도 좋은 영향을 미친다.

　비타민 C의 화학명은 '아스코르빈산'이다. 아스코르빈산은 장내 유산균의 먹이가 되어 장내에 유익균을 늘리고 장내 환경을 개선한다. 또 아스코르빈산이 장내에서 분해될 때 발생하는 가스는 장의 연동운동을 촉진하며 딱딱한 변을 부드럽게 한다.

　비타민 C는 노화를 방지하는 항산화 작용을 하는데, 물에 잘 녹는 성질 덕분에 인체의 60%를 차지하는 수분 속 여기저기에 존재하며 다양한 곳에서 항산화 효과를 발휘한다.

　또 체내에 침입한 바이러스를 공격하는 혈중 성분인 백혈구의 활동을 돕고, 직접 바이러스와 싸워서 암을 억제하기도 하며, 인터페론이라는 항암 물질의 생산을 촉진하기도 한다.

그러나 비타민 C는 스트레스에 의해 대량으로 소모된다. 인간의 몸은 스트레스를 받으면 그에 대항하기 위해 몸을 활동적인 방향으로 유도하는 교감신경을 우위로 만든다. 구체적으로 말해, 아드레날린을 분비하고 혈압을 올리며 혈중 당분을 늘리는 등 전투태세로 들어간다고 할 수 있다. 그런데 이 아드레날린의 생성에 비타민 C가 대량 필요하다.

변비 환자는 대개 다양한 형태의 스트레스를 안고 있다. 다시 말해, 변비가 있는 사람의 체내에서는 비타민 C가 대량으로 소모되고 있을 가능성이 크다. 그러므로 적극적으로 비타민 C를 보충해야 한다.

비타민 C는 아무리 많이 섭취해도 몸에 필요한 양 외에는 체외로 배출되므로 마음껏 먹어도 좋다. 비타민 C는 주로 과일이나 채소에 많으므로 다음 표를 참고해서 적극적으로 섭취하기 바란다. 또한 물에 잘 녹으니 조리할 때는 되도록 재빠르게 끝내야 한다.

음식으로 섭취하기 어렵다면 건강보조식품을 이용하자. 약국에 가면 비타민 C가 배합된 보조 식품, 아스코르빈산 정제와 분말 등을 다양하게 판매하고 있다.

비타민 C가 많은 식품

식품명	100g당 함유량(mg)
구아바(생)	220
붉은 피망	170
방울 양배추	160
파슬리	120
브로콜리	120
여주	76
키위	69
딸기	62
레몬(과즙, 생)	50
아세로라(과즙 10%를 탄 물)	120

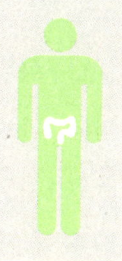

배변력을 기르는 식재료와 영양소 ⑦
글루타민

대장의 주요 에너지원

글루타민은 조금은 낯선 영양소일지도 모른다. 그러나 글루타민은 소장의 점막을 재생시키고 점막세포의 기능을 향상시켜서 영양분의 흡수를 촉진하며 림프구의 최대 영양분이 되는 등 소장의 면역 기능에 빠져서는 안 될 영양소다. 글루타민이 없으면 소장의 면역 기능이 무너져 몸속의 독소를 배출하지 못할 뿐 아니라 매일 생겨나는 암세포를 무찌르지도 못해서 쉽게 병에 걸리게 된다.

글루타민은 대장을 움직이는 주요 에너지원이기도 하다. 대장의 최대 에너지원은 식이섬유가 장내세균에 의해 분해될 때 생성되는 뷰티르산이며, 그다음이 바로 이 글루타민이다. 뷰티르산과 글루타민은 대장 점막 상피를 건강하게 유지하는 에너지원으로서 대장의 장벽 기능을 강화한다.

글루타민은 체내에서 합성되는 영양소다. 그러나 영양실조가 발생하거나 심한 스트레스를 받으면 대량으로 소모된다. 소장의 면역 기구가 활발하게 작동하는 데 글루타민이 많이 필요하기 때문이다. 체내에 글루타민이 부족하면 대장도 제대로 기능할 수 없으므로 평소부터 의식적으로 챙겨 먹어야 할 영양소 중 하나다.

발아 보리에 주목하라

우리 클리닉에 만성 위염을 치료하러 온 프랑스 사람이 있었다. 그 사람에게 "감기 때문에 식욕이 떨어지면 프랑스에서는 무엇을 먹습니까?"라고 물었더니 "질 좋은 타르타르스테이크를 먹는다"라고 답했다. 타르타르스테이크는 생 쇠고기를 잘게 다져서 달걀노른자를 씌운 요리다. 즉 생고기를 먹는다는 것이다. 일본에서는 옛날부터 그럴 때 달걀술(달걀을 술에 풀고 설탕을 넣어 데운 술)을 먹었는데, 생고기나 달걀술은 글루타민이 많은 식품이니 '면역 기능을 높이기 위한 선조의 지혜'에서 나온 음식이라고 할 수 있다.

글루타민이 많은 식품은 날생선이나 쇠고기, 날달걀 등 단백질이 풍부한 것들이다. 하루에 얼마를 섭취해야 하는지는 아직 정확한 기준이 없지만 질 좋은 단백질을 함유한 식품을 잘 챙겨 먹다 보면 글루타민도 자연스럽게 보충될 것이다.

주식으로 매일 글루타민을 챙겨 먹는 방법으로 '발아 보리'를 추천한다.

보리는 아직 밀처럼 대중적이지는 않지만 예전부터 압맥 등으로 가공되어 이용되어 왔다. 그러나 압맥은 부드러운 식감을 위해 바깥쪽을 깎아내서 만드는데, 바로 그 부분에 글루타민과 식이섬유, 비타민과 미네랄 등이 풍부하다.

보리를 발아시켜서 바깥쪽까지 부드럽게 먹을 수 있도록 한 것이 바로 발아 보리다. 현재 인터넷과 유기농 매장 등에서 판매되고 있으며, 대기업에서도 발매하기 시작한 것을 보면 인지도가 조금씩 높아지고 있는 듯하다. 발아 보리를 넣어 밥을 지으면 단맛과 독특한 풍미가 있다. 여기에 글루타민이 풍부한 날달걀을 얹어 먹거나 양념한 가다랑어를 올려서 덮밥으로 먹으면 글루타민을 더 많이 섭취할 수 있다.

다만 글루타민은 감칠맛 성분으로 알려진 '글루타민산'과는 별개의 물질이다. 둘 다 같은 아미노산이기는 하지만 구조식이 다르다. 체내에서는 글루타민산을 기초로 하여 글루타민이 합성된다. 그런데 글루타민의 합성에는 시간이 꽤 걸리기 때문에 글루타민 자체가 포함된 식품과 건강보조식품을 섭취하는 편이 효과적이다.

배변력을 기르는 식재료와 영양소 ⑧
페퍼민트

소화기에 찬 가스를 배출한다

페퍼민트는 '박하'로 번역되며, 한방에서는 옛날부터 위를 튼튼하게 하는 건위제로 쓰였다. 고대 이집트에서는 위약으로 쓰였으며 먹는 방식 외에 몸에 잎을 붙이는 방식으로도 쓰였다고 한다. 페퍼민트의 효능 성분은 멘톨(Menthol)로, 소화기에 대해서는 장내의 가스를 배출시키는 효과와 장관의 경련을 진정시키는 효과가 있다.

페퍼민트에는 몸에 땀을 내는 발한작용도 있다. 멘톨은 혈관을 확장시켜 혈액순환을 촉진하며 냉증을 해소한다. 냉증이 있으면 혈액순환이 둔해지고 자율신경의 균형이 무너져 장 기능도 저하되는데, 이때 페퍼민트를 섭취하면 몸이 따뜻해지고 변비도 해소된다.

페퍼민트를 간단히 섭취하려면 페퍼민트 차를 마시면 된다. 나는 앞서 소개한 방풍통성산의 성분을 참고해서 페퍼민트 차를 개발했는데, 이는 '해독주스'라는 이름으로 일본의 여러 미디어에 소개되었다.

이 해독주스에는 생강도 들어간다. 생강은 페퍼민트와 마찬가지로 위와 장의 기능을 돕는 효과가 있다. 또 몸을 따뜻하게 하는 효과가 뛰어나서 혈액순환을 촉진하고 수분 대사를 활성화한다. 변비 중에서도 특히 냉증이 심한 사람에게 효과적인 식재료라고 할 수 있다.

가벼운 변비일 때는 이 해독주스만 마셔도 증상이 개선되는 경우가 적지 않다. 또 해독주스는 신진대사를 활성화하는 효과가 뛰어나므로 부종이 깨끗하게 해소되어 다이어트에 효과를 보았다는 사람도 많다. 중년이 넘어가면 대사가 저하되어 같은 양을 먹어도 살이 찌기 쉽다. 비만은 대사증후군과 생활습관병의 원인이 되니 해독주스를 통해 예방하도록 하자.

페퍼민트를 요리에 이용할 때는 생잎을 쓰는 것이 좋다. 생잎을 샐러드에 넣거나 치즈 등과 함께 먹어도 맛있다. 잎을 믹서로 곱게 갈아 가루를 내서 올리브유에 섞어 소스나 간식 등으로 이용해도 좋다.

참고로 시판되는 민트에는 페퍼민트와 스피어민트(양박하)가 있는데 이 중 페퍼민트에 멘톨이 많으므로 주의해서 선택하자.

해독주스 만드는 법

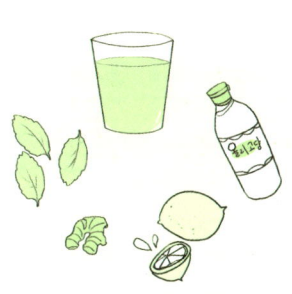

재료(약 500㎖)
페퍼민트 티백 1개, 레몬즙 1큰 술,
생강 한 조각을 잘게 간 것,
올리고당 적당량

만드는 법
① 따뜻한 물 약 500㎖에 티백을 넣어 민트 티를 우려낸다.
② ①에 생강, 레몬, 올리고당을 넣고 잘 섞는다.

※ 재료의 양은 기호에 따라 조절해도 좋다.
※ 간수를 한두 방울 넣으면 장운동을 촉진하는 효과가 커진다.
※ 냉장고에서 이틀까지 보관할 수 있다.

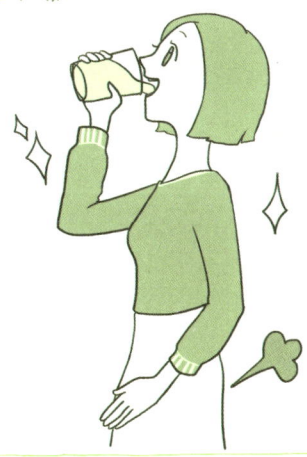

장내 리셋 프로그램으로 배변력을 기른다

장을 되살리는 7일간의 식이요법

지금까지 소개한 '배변력을 기르는 식재료'를 이용해 집에서 '장내 리셋 프로그램'을 실천해보자. 장내 리셋은 내가 10년 전부터 환자들에게 권해온 셀프케어 프로그램으로, 7일간의 식이요법으로 장 기능을 회복시키는 과정이다.

장내 리셋은 쌓인 변을 변비약으로 배설시켜 장을 비우는 것으로 시작한다. '리셋(reset)'이라는 말이 의미하듯이 변이 쌓여서 지친 장을 완전히 깨끗한 장으로 돌려놓은 후에 장 건강에 좋은 식재료를 단계적으로 섭취하는 방법이다.

내가 이 방법을 고안한 것은 대장내시경 검사 덕분이다. 대장내시경 검사를 하기 전에는 대장 점막을 명확하게 관찰할 수 있도록 환자에게 변비약의 일종인 '장관 세정액'을 복용시켜서 장 속의 변을 배출하도록 한다. 우리 병원에서는 그 후에도 장에 남은 변을 완전히 제거하기 위해 항문으로 기구를 넣어서 미온수(미지근한 물)로 대장을 세척한다.

그런데 그렇게 검사가 끝난 후에 '배변 상태가 이전보다 훨씬 좋아졌다', '변비가 나았다'고 말하는 환자가 많았던 것이다.

이렇게 장이 양호해진 상태가 대장내시경 검사 후 일주일 정도 지속된다는 것을 알 수 있었다. 그래서 그 일주일 동안 장에 필요한 영양을 적극적으로 공급하고 장운동에 도움이 되는 식재료를 섭취하면 어떨까 하는 생각이 들었다.

희망하는 환자들을 대상으로 이 방법을 실행했더니 그중에서 '이제 약 없이도 배변을 할 수 있게 되었다'는 사람들이 나왔다.

다만 주의할 점이 있다. 한 번이기는 하지만 장내 리셋에서도 염류 변비약을 써야 한다. 그리고 첫날은 거의 단식을 해야 하고 그 후 3일째까지는 보통 때보다 식사량이 상당히 줄어들게 되므로 어느 정도 시간과 마음에 여유가 있을 때 시도할 만한 방법이다.

또 이 요법은 어느 정도 가벼운 변비에 적합하다. 중등도 이상의 변비라면 뒤에 나오는 변비약 줄이기 프로그램과 병행해서 장내 리셋을 실천하기 바란다.

장내 리셋 프로그램의 흐름

	장내 리셋 프로세스	섭취할 음식
1일차	장 청소 ↓ 장내 균형 개선 ↓ 단식	물 　염류 변비약 유산균 제제 · 건강보조식품 단식주스
2일차 ~ 7일차	장내 리셋 메뉴 ↓ 깨끗한 장 유지법	식이섬유 올리고당 미네랄워터 올리브유

장내 리셋 1일차
변비약으로 장 속을 깨끗하게 청소한다

염류 변비약을 복용한다

첫날은 장내에 쌓여 있는 변을 변비약으로 배출하는 것으로 시작한다.

단, 이때 쓰는 변비약은 안트라퀴논계 변비약이 아니라 부작용의 위험이 없고 몸에 부담이 적은 염류 변비약(71쪽 참조)이다. 염류 변비약은 황산마그네슘과 산화마그네슘이 주성분이며, 변의 재료인 장내 내용물의 삼투압을 높여서 장의 수분 흡수를 막고 변을 액상으로 만들어 배설을 촉진한다.

이런 변비약을 공복에 복용한 후 물을 대량으로(1~2l) 마신다. 그리고 약 1~2시간 후면 변의가 찾아와 배변하게 된다.

변을 배출했으면 유산균 제제를 먹는다

변이 모두 나온 것 같다면 이제 유산균 제제를 섭취한다. 이는 유산균 음료나 요구르트 등 식품이 아닌 정제나 분말, 캡슐 형태의 건강보조식품을 말한다. 장까지 살아서 갈 확률이 높은 식물성 유산균이어야 한다.

설명서에 명기된 복용량 범위에서 넉넉하게 복용한다. 가령 하루에 1~2포라고 쓰여 있다면 2포를 먹는다.

단식주스를 마신다

유산균 제제를 먹은 지 5시간 후에 장의 기능을 강화하는 단식주스(128쪽 참고)를 마신다. 내가 고안한 단식주스는 두 종류인데, 둘 다 올리고당과 올리브유, 채소와 과일, 두유 등이 듬뿍 들어 있다.

이 주스를 마시는 이유는 유산균 제제와 마찬가지로 장내 환경을 개선하는 데 도움이 되는 성분을 많이 섭취하기 위해서다.

첫날은 이 주스를 한 잔 마신 후 그 외에는 아무것도 먹지 않는다. 변비 환자의 장은 건강한 장보다 기능이 저하된 상태이므로 약간의 음식을 소화·흡수하는 것도 부담이 된다. 장내에 유해균도 많기 때문에 변의 해독과 배설에도 긴 시간이 걸린다.

그래서 부담을 조금이라도 줄이기 위해 음식 섭취량을 최소한으로 제한하여 장을 쉬게 하려는 것이다. 휴식하는 동안 장점막이 재생되고 장 기능이 회복된다.

단, 물과 차로 수분을 보충하는 것은 괜찮다. 오히려 물은 하루에 1.5~2ℓ를 적극적으로 마시도록 한다. 페퍼민트와 생강이 주성분인 해독주스(121쪽 참고)를 마셔도 좋다.

만약 배가 너무 고프면 단식주스를 한 잔 더 마시고, 여전히 공복감이 가시지 않는다면 젤리나 곤약 등 수용성 식이섬유가 많은 음식을 먹도록 하자. 수용성 식이섬유는 몸속의 수분을 흡수해서 뱃속에서 부풀기 때문에 공복감을 빨리 해소할 수 있다.

배가 고플 경우를 대비해 단식주스는 하루 분을 더 준비해둘 것을 권한다. 직접 만들기 어려운 사람은 시판되는 채소주스를 이용해도 괜찮다. 나는 환자들에게 식이섬유와 올리고당이 포함된 제품을 권하고 있다.

단식주스 만드는 법

요구르트 바나나주스
재료(한 컵 분)
바나나 1/2개, 두유(무조정) 100㎖,
플레인 요구르트 100㎖,
벌꿀 1큰 술

만드는 법
① 벌꿀 외의 재료를 믹서에
   넣고 간다.
② ①에 벌꿀을 넣고 잘 섞는다.

신선한 채소주스
재료(한 컵 분)
바나나 · 셀러리 · 당근 1/2개,
사과 1/2개, 올리브유 1큰 술

만드는 법
① 올리브유 외의 재료를
   믹서에 넣고 간다.
② ①에 올리브유를 넣고
   잘 섞는다.

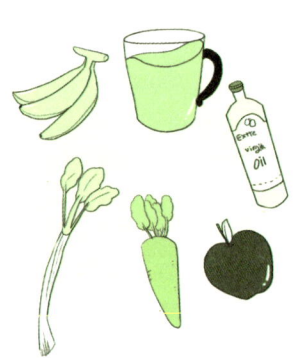

장내 리셋 2~7일차
철저한 식이요법을 실시한다

장내 리셋 2일째부터는 리셋한 장을 건강하게 유지하기 위한 식이요법을 시작한다. 구체적으로는 앞에서 배변력을 기르는 식품으로 소개한 물, 식이섬유, 올리브유, 마그네슘, 유산균 제제(식물성 유산균), 올리고당을 매일 섭취하면 된다. 이 식품들이 포함되었다면 기본적으로는 무엇을 먹어도 괜찮다.

또 배변력에 좋은 식재료를 효과적으로 섭취하기 위해서 반드시 첫날 마신 단식주스를 하루에 한 컵 이상 꾸준히 마셔야 한다.

하루 동안 가벼운 단식을 했기 때문에 갑자기 식사량이 많아지면 장이 놀란다. 그러므로 처음에는 보통 때보다 적은 양으로 시작하고, 식이섬유도 2~4일째까지는 15g 정도, 5~6일째부터 15~20g 정도로 점차 늘려나가는 것이 좋다. 그러다가 7일째부터 일반적인 섭취 기준인 25g 이상을 먹는다.

7일간의 장내 리셋 요법이 끝나면 자연스러운 배변이 가능해질 것이다. 처음에는 하루에 몇 번씩이나 배변하게 되어 놀라는 사람도 있지만 그것은 장이 깨끗해지고 회복되어간다는 증거다.

장내 리셋 이후의 식이요법

7일간의 장내 리셋 프로그램을 끝내면 2~7일째에 먹은 것들을 기본으로 해서 장 건강에 좋은 식재료를 지속적으로 섭취한다. 장내 리셋으로 깨끗해진 장 상태를 유지하여 배변력을 더욱 향상시키기 위해서다.

깨끗한 장을 유지하는 식이요법은 변비약 의존증 환자에게도 반드시 필요하다. 병원의 약물 치료와 상담에만 의지할 것이 아니라 일상생활에서 식이요법을 반드시 병행해야 한다. 나는 이 과정을 '깨끗한 장 유지법'이라고 부른다.

깨끗한 장을 유지하는 데는 무엇보다 본인의 끈기가 중요하다. 배변력을 길러 변비에서 탈출하기 위해 무엇보다 효과적인 '치료법'이기도 하다. 장기적으로 보면 식이요법을 통해서 약 못지않은, 아니 약 이상의 효과를 볼 수 있다.

2일차 이후에 섭취할 식사량 기준

필수 식품

수분	하루에 1.5~2ℓ	
유산균 제제	기준량 범위	· 제품마다 함유량이 다르므로 기준량 범위에서 넉넉하게 먹는다. (예 : '하루 2~3알로 명시되어 있다면 3알을 먹는다.)
식이섬유	· 2~4일차 : 15g · 5~6일차 : 15~20g · 7일차 이후 : 25g 이상	· 불용성 식이섬유와 수용성 식이섬유의 비율이 2:1이 되도록 한다. · 불용성 식이섬유만 너무 많이 섭취하지 않도록 주의한다.
올리브유	하루에 15~30㎖(2큰 술)	
올리고당	하루에 3~5g(단식주스로 섭취)	

추천하는 식품

마그네슘	하루에 500~1,000mg	· 다시마, 시금치, 톳, 낫토, 가다랑어, 깨, 고구마 등을 하루에 적어도 한 가지씩 먹는다.
비타민 C	하루 1~2g	
글루타민	생선, 육류, 달걀 등 단백질이 풍부한 식품을 하루에 적어도 한 가지씩. 40℃ 이상의 열에 변성되므로 회 등 날것에 가까운 형태로 섭취하는 것이 좋다.	

배변력을 길러
변비를 고치는 보조 요법

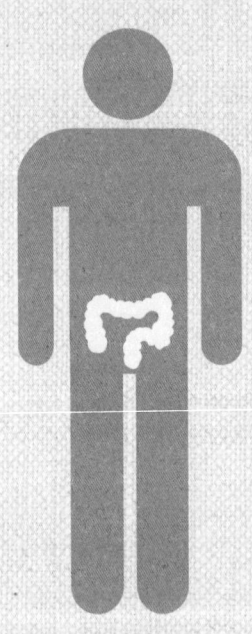

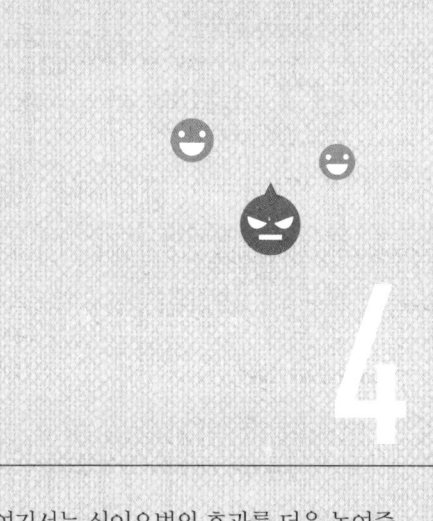

4

여기서는 식이요법의 효과를 더욱 높여줄
보조 요법들을 소개한다. 누구나 집에서 쉽게 할 수 있는
운동과 마사지, 아로마테라피 등이 있으니
원하는 것을 선택해 식이요법과 함께 실천하자.
장의 기능을 향상시키는 생활습관을 갖춘다면
변비 탈출도 멀지 않았다.

배변력을 기르는
보조 요법

지금까지 배변력을 기르는 기본인 식이요법에 관해 이야기했다. 지금부터는 식이요법과 병행하면 더욱 효과적인 보조 요법을 소개한다. 집에서 간단하게 실천할 수 있는 운동과 마사지, 생활습관 등이다. 모두 의학적 근거가 있을 뿐 아니라 내가 환자들에게 실제로 권하는 방법이다.

예를 들어, 운동하며 몸을 움직일 때는 장운동도 활발해진다. 대장의 기능이 향상되며 연동운동도 촉진된다. 또 운동은 전신의 대사를 향상시키며 자율신경의 균형을 잡아주는 효과도 있다. 이 밖에 아로마테라피 등 약효 성분을 이용하는 방법도 있다. 배변력을 돕는 방법은 매우 다양하므로 마음에 드는 방법을 선택해서 식이요법과 함께 지속하기 바란다.

배변력을 기르는 보조 요법 ①
운동

장운동을 돕는 걷기

배변력을 향상시키기 위해 격렬한 운동을 할 필요는 없다. 나는 환자들에게 스트레칭, 걷기, 수영, 수중 걷기, 요가 등을 권하는데, 그중에서도 연령과 성별을 불문하고 누구에게나 권하는 것이 걷기다.

걷기가 장에 좋은 이유는 몇 가지가 있다. 우선 운동을 통한 자극이 장운동을 촉진한다는 것, 둘째로 혈액순환이 좋아지고 땀을 흘림으로써 신진대사가 활발해진다는 것, 셋째로 적당한 운동으로 이완 효과가 일어나 부교감신경이 우위가 되어서 장 기능이 향상된다는 것이다. 또한 배변력에는 배 근육과 등 근육의 힘이 중요한데, 사람은 걸을 때 전신의 근육을 사용하므로 배 근육과 등 근육을 자극하고 유지하는 데도 걷기가 도움이 된다.

이런 운동은 여유롭게 하는 것이 효과적이다. 아무 생각 없이 느긋하게 걷다 보면 기분이 좋아지는데, 그것이 장에도 좋은 영향을 미친다.

대장 질환이 적은 지중해 지역에는 '파세지아타(Passeggiata)'라는 풍습이 있다. 파세지아타는 '산책'을 의미하는 이탈리아어다. 지중해 부근에 사는 사람들은 집안일과 업무에서 해방되는 오후 3시경부터 저녁까지는 가벼운 식사나 간식과 함께 가족, 친구, 연인과 파세지아타를 즐긴다.

걷기는 하루 30분 정도, 가볍게 땀이 날 정도의 속도로 하자. 시간대는 언제든 좋다. 바빠서 시간이 없다면 가까운 역까지 걸어가거나 점심시간을 이용하자. 퇴근할 때 윈도쇼핑을 즐기는 것도 괜찮다. 더운 여름철에는 선선한 밤에 걸어도 좋을 것이다. 단, 수분이 부족해지면 변비뿐만 아니라 건강 전반에 좋지 않으니 운동할 때 수분을 충분히 섭취해야 한다는 점에 유의하자.

날씨가 좋지 않아 밖에 나가지 못하는 날에는 집 안에서 제자리 걷기를 하거나 계단에서 오르내리기를 하는 등의 방법으로 운동을 지속할 수 있다. '오르내리기'는 양발을 편안하게 올려놓을 정도로 넓고 높이가 20cm 정도인 단을 놓고, 그 위에 올라갔다 내려갔다 하는 간단한 운동이다. 이런 운동은 체육관에 가거나 특별한 기구를 준비하지 않아도 충분히 할 수 있다.

걷기로 장을 자극하는 법

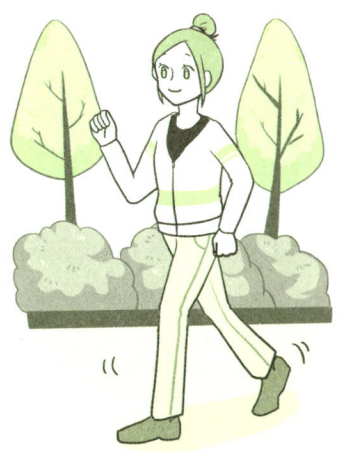

걷기는 하루 30분 정도, 가볍게 땀이 날 정도의 속도로 하는 것이 이상적이다. 본격적으로 운동하지 않더라도 대중교통을 이용할 때 한 정거장 전에 내려서 목적지까지 걸어가거나 윈도쇼핑을 하면서 걷는 등 생활화하는 것이 중요하다.

날씨가 좋지 않거나 밖에 나가기 싫은 날은 집 안에서 제자리걸음을 하거나 계단 오르내리기 운동을 해도 무방하다.

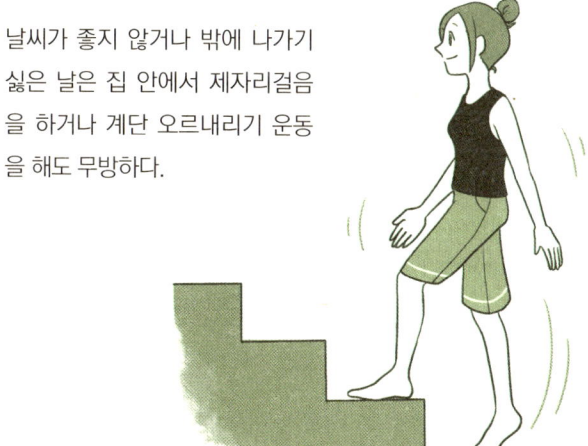

힘을 줄 때 반드시 필요한 복근 단련

배변할 때는 하복부에 힘을 주어야 한다. 그래야 복압이 높아져서 장이 자극을 받고 배변이 원활해진다. 이때 많이 쓰이는 것이 복근이며 그중에서도 배 중앙에 세로로 있는 '복직근'의 힘이 가장 중요하다.

그런데 복직근을 비롯한 복근은 운동 부족과 노화로 현저히 쇠퇴한다. 또 여성은 남성보다 근육이 적어서 평소에 더욱 신경을 쓰는 것이 좋다. 복근을 단련하면 장의 연동운동이 활발해진다.

복근을 단련하면 허리도 튼튼해진다. 복근은 상반신을 지지하는 중요한 근육이기도 하므로 복근을 단련해서 무릎 통증이나 요통까지 예방할 수 있다.

복근운동은 집 안에서 간단히 할 수 있다. 배변력을 위해서라면 체육관에서 하는 것 같은 거창한 운동은 필요하지 않다. 다만 편안하게 '천천히, 꾸준히' 하는 것이 무엇보다 중요하다.

시간이 많이 필요한 것은 아니지만 그만한 시간마저 내기 힘든 사람은 아침에 눈을 뜬 직후나 잠들기 직전에 이불 속에서 운동하는 것을 습관화하면 어떨까?

연동운동을 촉진하는 복근운동

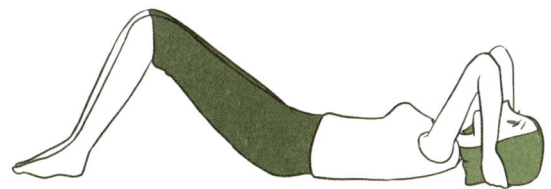

① 똑바로 누워서 머리 뒤로 손깍지를 낀다. 무릎은 편안하게 세운다.

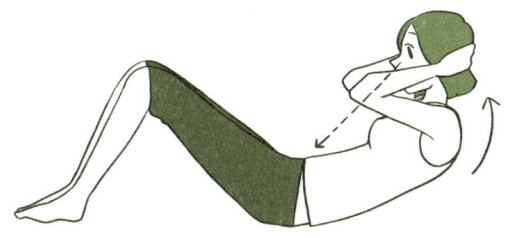

② 배꼽이 보일 때까지 천천히 머리를 일으키고 배에 힘을 준 상태로 10초 동안 유지한다.
③ 천천히 머리를 뒤로 눕혀 ①의 자세로 돌아간다.

※ ②~③의 동작을 하루에 10회씩 한다.
※ 횟수는 10회 이하여도 좋지만 매일 지속하는 것이 중요하다.
※ 힘들 때는 무리하지 말고 되는 데까지만 올리면 된다.
　요통 등이 있다면 주치의와 상담한 후에 실천하도록 한다.

배변력을 기르는 보조 요법 ②
마사지

외부에서 장운동을 도와 가스를 배출시킨다

중증 변비나 변비약 의존증 환자는 저녁마다 배에 가스가 차서 속이 좋지 않을 때가 많다. 그런데 이 팽만감을 해소하는 좋은 방법으로 '장 마사지'가 있다.

대장내시경 검사에서는 내시경이 장 속을 지나가기 쉽도록 대장에 공기를 주입한다. 그러면 장이 팽창하여 가스가 찬 것과 똑같은 상태가 된다. 그래서 검사 후에는 환자를 오른쪽으로 눕혀놓는다. 그래야 가스가 잘 빠져 나가기 때문이다. 이를 응용해서 몸 외부에서 장의 운동을 도와 장에 고인 가스를 배출하도록 하는 방법이 지금부터 소개할 '장 마사지'다.

단, 어떤 경우에도 배를 강하게 누르거나 변을 내보낼 생각으로 힘을 주어서는 안 된다. 어디까지나 배를 가볍게 쓰다듬는 정도여야 한다. 마사지는 즉시 효과를 보기 어려우므로 습관처럼 지속하도록 하자.

몸을 따뜻하게 하고 장운동도 돕는 장 마사지 입욕

배변력을 기르는 데는 몸을 따뜻하게 하는 것이 무척 중요하다. 최근에는 샤워만 하고 지내는 사람도 많아졌지만, 따뜻한 물에 몸을 담가야 몸이 중심부까지 따뜻해진다. 체온이 상승하면 장관의 운동도 활발해지므로 이제부터는 샤워만 하지 말고 욕조에 들어가서 입욕하는 습관을 들이도록 하자.

단, 너무 뜨거운 물속에서는 교감신경이 우위가 되므로 장에 좋지 않다. 그러므로 평소 '뜨거운 물에 짧게' 입욕하기보다는 '따뜻한 물에 길게' 입욕하는 습관을 들이는 것이 좋다.

장 마사지 입욕은 일주일에 1, 2회 정도 하는 것이 좋다. 반신욕(명치 이하까지만 따뜻한 물에 담그는 입욕법)을 하면서 앞에서 소개한 장 마사지를 병행하면 효과를 높일 수 있다. 구체적으로는 38℃ 정도의 따뜻한 물속에서 약 30분 동안 천천히 마사지하면 된다. 욕조에 페퍼민트(박하)가 배합된 입욕제를 넣으면 가스 배출 효과까지 얻을 수 있다.

뒤에 자세한 방법을 소개하니 참고하기 바란다.

장 기능을 도와
가스를 배출하는 마사지 ①

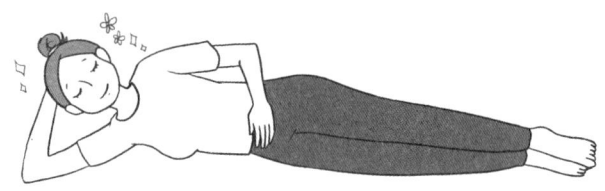

① 오른쪽으로 눕는다. 오른팔은 머리 아래에 받친다.

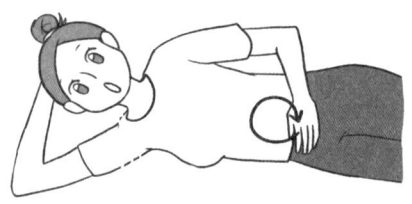

② 왼손 전체를 위가 위치한 곳의 약간 밑에 대고 원을 그리듯 시계 방향으로 마사지한다. 5~10분 정도 편안한 상태로 심호흡하면서 손바닥으로 계속 문지른다.

장 기능을 도와
가스를 배출하는 마사지 ②

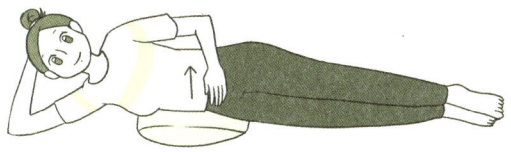

① 오른쪽 옆구리 밑에 베개를 받치고 누워 오른팔은 머리를 받친다. 왼손으로 오른쪽 옆구리에서부터 횡행결장을 쓸어 올린다는 느낌으로 1분간 마사지한다.

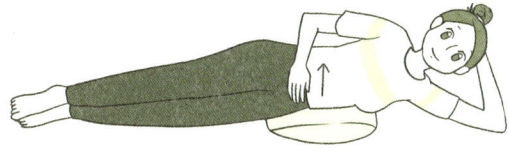

② 이번에는 왼쪽 옆구리 밑에 베개를 받치고 누워서 오른손으로 장을 자극한다. 오른손으로 왼쪽 옆구리에서부터 S결장을 쓸어 올린다는 느낌으로 1분간 마사지한다.

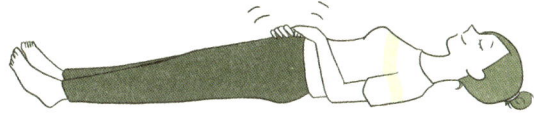

③ 똑바로 누워서 양손을 하복부에 댄다. 양손으로 하복부를 1분간 마사지한다.

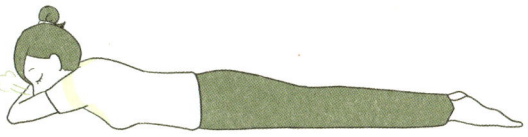

④ 엎드려 누워서 1분간 천천히 심호흡한다. 엎드린 자세로 깊숙이 숨을 들이마시면 직장이 자극된다.

몸을 따뜻하게 만들어
장운동을 돕는 장 마사지 입욕

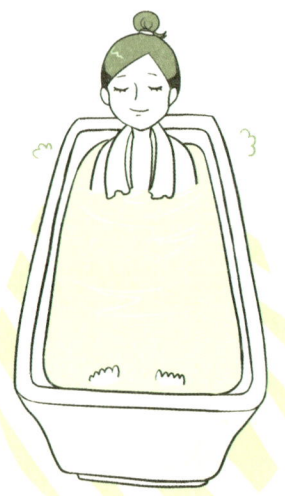

욕조에 따뜻한 물(38℃ 전후)을 채우고 반신욕을 하면서 장 마사지를 한다.

① 하복부 오른쪽 아래부터 골반을 따라 위로
② 배꼽 약간 오른쪽 위에서부터 배꼽 아래를 지나 왼쪽으로
③ 배꼽 왼쪽에서 골반 안쪽을 따라 아래로

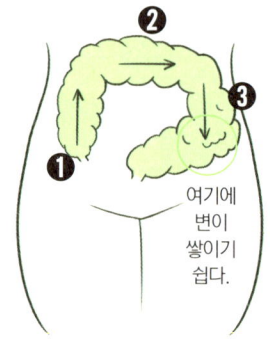

여기에 변이 쌓이기 쉽다.

※ 한 곳을 2~3회 마사지한 후 다음 부위로 이동하고, 전체 과정을 2, 3회 반복한다. 주 1, 2회 하면 효과적이다.

배변력을 기르는 보조 요법 ③
그 밖의 방법들

온열효과와 약 성분으로 장을 자극하는 민트 온찜질

개복 수술을 하고 나면 장 기능이 저하되어 일시적인 배변 장애가 생기기 쉽다. 간호 현장에서는 예전부터 이런 환자에게는 박하유를 탄 물에 적신 수건으로 배를 찜질하는 방법(멘타 찜질)을 써왔다. 멘타 찜질이라는 명칭은 민트의 '멘톨'이라는 성분 이름에서 유래했을 것으로 추측된다.

멘톨 등 민트 계통의 약 성분은 피부를 통해 체내로 흡수된다. 페퍼민트는 앞서 언급했듯이 장의 가스를 배출시키며 위의 기능을 개선하는 등 소화기에 좋은 영향을 미친다. 따라서 이 민트 온찜질은 장 신경과 골반 신경이 집중된 허리와 등에 하는 것이 일반적이다. 이 온찜질로 장 신경을 자극하고 장운동을 활성화하는 상승효과를 기대할 수 있다. 참고로 박하유를 탄 물이 민트 잎을 넣은 물보다 보온효과가 뛰어난 것으로 증명된 바 있다.

스트레스 해소에 효과적인 이완 요법

배변과 스트레스는 불가분의 관계다. 중증 변비나 변비약 의존증 환자 대부분은 변의를 상실한 상태인데, 그 배경에는 일과 가정의 스트레스, 환경 탓에 화장실에 가지 못하는 스트레스, 변비가 심각해져 배변할 수 없는 스트레스 등 다양한 스트레스가 숨어 있다.

변 배출의 최종 단계인 '직장반사'는 장에 들어온 변이 골반 내 장신경을 자극하면 그 자극이 뇌로 가서 변의를 일으키는 것을 말한다. 그러나 심한 스트레스와 불안, 공포 등으로 교감신경이 우위가 되면 장운동이 억제되어 이러한 과정에 문제가 발생한다.

이처럼 배변에는 자율신경이 깊이 연관된다. 편안한 상태일 때 우위가 되는 부교감신경을 활성화하는 것은 배변력 회복에도 무척 큰 의미가 있다. 그래서 평소에 스트레스를 효과적으로 통제해야 한다.

숙면하고 취미를 즐기며 나름대로 스트레스를 발산할 방법을 찾는 등 되도록 스트레스가 쌓이지 않게 주의하자. 더불어 지금부터 소개할 이완 요법을 병행하면 더욱 효과적일 것이다.

민트 온찜질하는 법

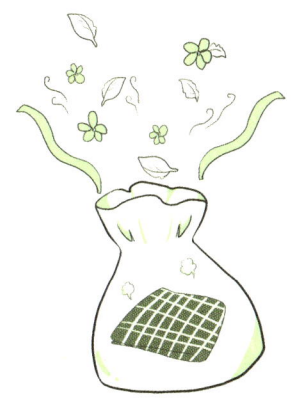

준비물
끓인 물 1ℓ
박하유 한 방울(페퍼민트 방향유로
대체 가능. 방향유는 2~3방울)
세면용 수건
비닐봉지
큼직한 수건

방법
① 뜨거운 물에 박하유를 넣고 잘 섞는다.
② 세 번 접은 세면용 수건을 ①에 적신다.
③ ②의 수건을 살짝 짜서 나일론 또는 비닐봉투에 넣는다.
④ ③을 마른 수건으로 둘러서 허리에 댄다.

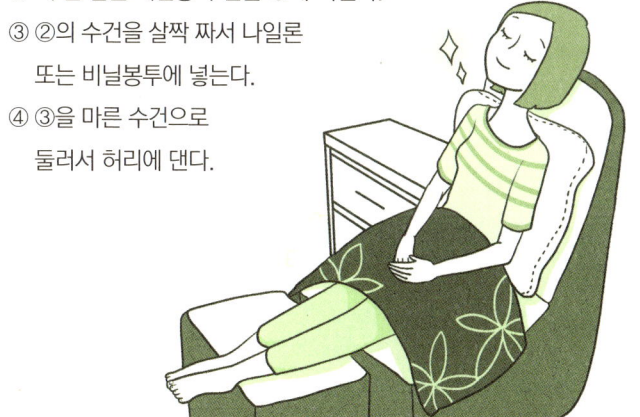

자신을 최면 상태로 유도하는 자율훈련법

우선 정신 요법의 일종인 '자율훈련법'을 소개하겠다.

자율훈련법은 무너진 자율신경의 균형을 회복시키는 치료법의 일종으로, 1932년에 독일의 정신과 의사인 J. H. 슐츠(J. H. Schultz) 박사가 정립했다. 슐츠 박사는 최면에 걸린 사람이 종종 팔다리에 묵직함이나 따뜻함을 느낀다는 점에 착안해서 그 감각을 자기 암시로 연상하는 방법을 고안해냈다. 다시 말해, 자기 자신을 편안한 최면 상태로 유도해서 몸을 이완시키고 그에 따라 어지러워진 자율신경의 균형을 되찾는 요법이다. 이는 자율신경의 문제로 발생한 몸의 이상과 우울증 치료에 응용되는 등 그 효과를 널리 인정받은 방법이다.

슐츠 박사의 자율훈련법에는 제1공식부터 제7공식까지가 있는데, 전부 실행하려면 상당한 시간이 걸린다. 따라서 초보자인 여러분에게는 제1공식과 제2공식만 소개하려고 한다.

다음의 방법대로 하루 2~3회 정도 반복한다. 심호흡하면서 자신의 심신을 편안한 상태로 만들어보자.

자율훈련법 따라 하기

준비
① 침대에 똑바로 눕거나 의자에 깊숙이 앉는 등 편안한 자세를 취한다.
② 느긋한 자세로 심호흡하며 마음을 가라앉힌다.
③ 마음이 가라앉으면 가볍게 눈을 감고 "마음이 편안하다"라고 속으로 여러 번 말한다. 충분히 차분해졌다면 제1공식으로 들어간다.

방법

제1공식 : 팔다리의 무게 느끼기
① 오른팔에 의식을 집중하면서 "오른팔이 무겁다"라고 여러 번 말한다.
② 마찬가지로 "왼팔이 무겁다", "오른쪽 다리가 무겁다", "왼쪽 다리가 무겁다"라고 여러 번 반복한다.
※ 몇 번 반복해서 무게가 느껴지면 다음 부위로 진행한다.

제2공식 : 팔다리의 온기 느끼기
① 오른팔에 의식을 집중하면서 "오른팔이 따뜻하다"라고 여러 번 말한다.
② 마찬가지로 "왼팔이 따뜻하다", "오른쪽 다리가 따뜻하다", "왼쪽 다리가 따뜻하다"라고 여러 번 반복한다.
※ 몇 번 반복해서 온기가 느껴지면 다음 부위로 진행한다.

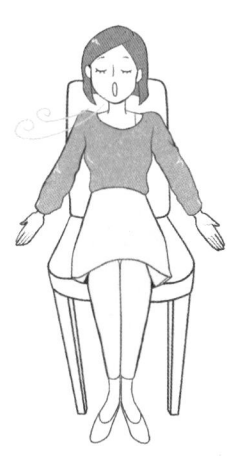

행복감으로 부교감신경을 자극하는 연상법

어릴 때 보았던 영화나 들었던 음악을 계기로 그 시절의 즐거웠던 추억이 선명하게 떠올라 행복감을 느낀 경험이 있는가?

즐거운 일, 행복한 일을 떠올리면 대뇌변연계의 감정 시스템이 활성화되어 도파민이라는 쾌감 물질이 분비된다. 이를 응용한 방법이 바로 '연상법'이다.

즐거웠던 때를 떠올리며 행복감에 젖으면 심신이 이완되고 부교감신경이 우위가 된다. 그 결과 자율신경이 균형을 찾아 장 기능이 좋아지고 배변도 촉진된다.

예전에 이런 실험을 한 적이 있다. 남성 다섯 명에게 눈을 감은 상태로 14~15세 때의 즐거웠던 일을 떠올리라고 했다. 그러자 몇 분 만에 거의 모든 사람의 심장박동 수가 낮아진 것을 확인할 수 있었다. 적은 수를 대상으로 한 실험이기는 하지만, 연상법의 이완효과를 증명한 셈이다.

연상법을 시도할 때는 조용한 방에서 눈을 감고 행복했던 때를 떠올리는 것이 좋다. 옛날 사진을 보거나 추억의 음악을 들으면서 하면 더욱 효과적이다.

방향 성분으로 위장 기능을 강화하는 아로마테라피

아로마테라피는 식물의 방향 물질에 포함된 약효 성분을 추출해 만든 방향유(에센셜 오일)를 코나 피부에 흡수시켜 다양한 질병을 치료하는 요법이다. 방향유는 실제로 위와 장 기능을 개선시키고 변비를 해소하는 작용을 한다.

앞서 소개한 페퍼민트가 대표적인 예로, 이 밖에도 장 기능을 돕는 향기 성분에는 시나몬(계피), 오렌지, 진저(생강), 타임, 라벤더, 로즈마리, 바질 등이 있다. 이 중에서 마음에 드는 향을 선택하면 된다.

아로마테라피에는 몇 가지 방법이 있다. 아로마 포트(증기와 함께 향기 성분을 확산시키는 아로마 기구)로 방향유를 확산시키면 방 전체에 기분 좋은 향기가 퍼진다. 또 욕조에 방향유를 2~3방울 넣어 아로마 목욕을 하면 전신의 피부에 효능 성분이 흡수된다. 방향유를 다른 기름에 희석해서 마사지 오일로 써도 좋다.

단, 방향유도 몸에 쓰는 것이므로 품질에 유의하기 바란다. 또 임신 중이거나 질병이 있을 경우 금해야 할 방향유도 있으니, 전문점에서 안내를 받고 구입하는 것이 안전하다.

뇌와 장을 이완시키는 음악 요법

좀처럼 마음의 긴장이 풀리지 않는 사람에게는 음악 요법을 권한다. 음악에는 마음은 물론 장까지 이완시키는 효과가 있다. 특히 느린 곡이 효과적이다. 인간이 본능적으로 기분 좋게 느끼는 박자인 100박/분보다 약간 느린 60박/분 전후의 음악을 추천한다.

나는 음악감상이 취미여서 배변과 음악의 관계에 줄곧 관심을 기울여 왔다. 그러다 보니 한 TV 프로그램에 출연할 때 '배변을 시원하고 신속하게 끝내기 위한 음악'을 시험해볼 기회가 있었다.

나는 실험 대상이 된 사람에게 헤드폰으로 에롤 가너(Erroll Garner)의 〈미스티〉라는 느린 곡을 들려주면서 그의 심장박동 수의 변화를 시간을 두고 관찰했다. 그러자 1분간 평균 65회 전후이던 심장박동 수가 점점 낮아져 55회 전후까지 내려가는 것을 확인할 수 있었다. 실험 대상자들의 이야기를 들어보니 "음악을 듣자 마음이 편해졌다", "왠지 속이 편안해지는 기분이었다"라고 했다.

심장박동 수가 낮아졌다는 것은 부교감신경이 우위가 되었다는 뜻이다. 다시 말해, 심신이 이완되어 위와 장의 기능이 활성화된 것이다. 우리 클리닉에서도 환자들을 위해 느린 곡을 종종 틀어놓는다.

배변할 때 화장실에 CD 플레이어를 틀어 놓거나 휴대용 기기 등을 이용해 좋아하는 곡을 듣는 것도 좋은 방법이다. 단, 록 등의 격렬한 음악은 교감신경을 우위로 만들어 오히려 역효과를 초래한다. 느릿한 곡, 온화한 곡을 고르자.

부교감신경을 우위로 만드는 음악 감상

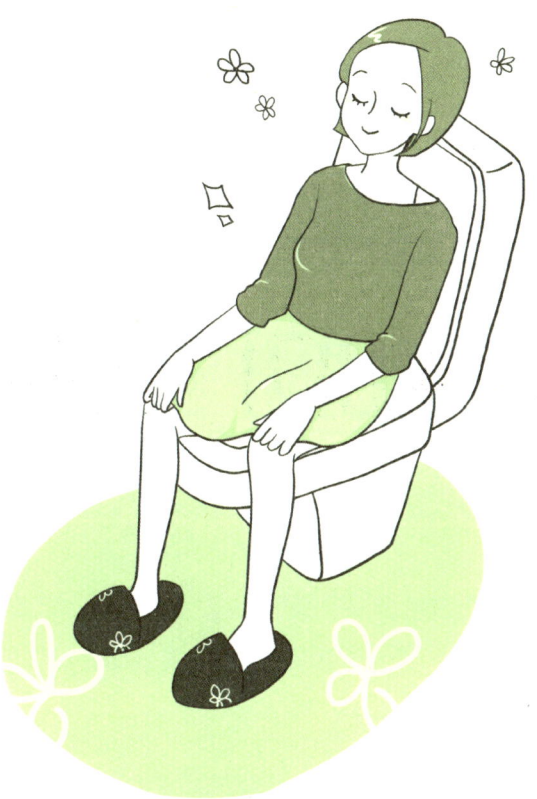

느린 곡을 들으면 심장박동 수가 낮아져 마음이 편안해진다. 편안해진다는 것은 장 기능을 관장하는 부교감신경이 우위가 되었다는 뜻이다.

약에 의존하지 않는 몸을 만드는 변비약 줄이기 프로젝트

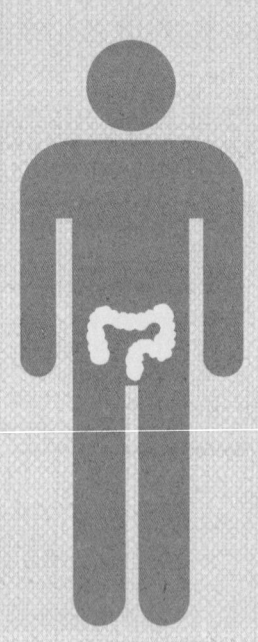

5

심각한 변비와 변비약 의존증으로 고통받는 환자들이 많다.
이런 경우에는 점진적으로 변비약을 줄이면서
장의 기능을 회복시키는 재활 훈련이 가장 중요하다.
자신의 증상이 어느 정도인지, 변비약에 얼마나 의존하고 있는지
파악한 뒤 변비약 줄이기 프로그램에 도전해보자.

변비 치료는 장의 재활 훈련

지금부터 중증 변비와 변비약 의존증을 고치기 위한 '변비약 줄이기 프로그램'을 소개하려고 한다.

나는 변비 치료를 재활로 간주한다. 변비는 장 기능에 장애가 생긴 상태이므로 이를 회복시키기 위한 재활 훈련이야말로 변비 치료의 본질이다. 재활이란 목표를 분명히 정하고 그 성과를 정기적으로 확인하며 목표를 달성해야 하는 일이다.

우선은 다음의 셀프 체크리스트를 통해 자신의 변비가 얼마나 심각한 상태인지 파악해보자. 가벼운 변비인 사람은 '경증 편'에 나온 내용만 실천해도 배변력이 회복될 것이다. 중증 변비로 진단받은 사람, 혹은 변비약에 자주 의존하는 사람이라면 반드시 다음 '변비약 의존증 체크리스트'로 자신의 변비약 의존도를 먼저 알아보기 바란다.

변비약 의존증 체크리스트

당신의 변비약 의존도를 체크해보자.

경증, 중등증, 중증의 주요 항목 중 해당하는 항목이 얼마나 있는가? 항목 중 ①과 ②가 특히 중요하므로 ①과 ②에 얼마나 해당하는지를 보면 당신의 변비약 의존증 정도를 판단할 수 있다.

경증

1. 기준량 이상의 변비약을 1년 이상 매일 복용하고 있다. ☐
2. 매일은 아니지만 복용할 때는 기준량보다 많이 복용한다. ☐
3. 변비약을 복용하지 않으면 배변을 할 수 없다. ☐
4. 평소에는 자연스러운 변의를 느끼지 못하며, 아주 가끔만 변의를 느낀다. ☐

중등증

1. 기준량의 2~3배에 해당하는 변비약을 1년 이상 매일 복용하고 있다. ☐
2. 기준량 이내의 변비약 2~3종류를 매일 복용하고 있다. ☐
3. 변비약을 복용하지 않으면 배변할 수 없고 복부팽만감도 심해진다. ☐
4. 변의를 전혀 느끼지 못한다. ☐
5. 현미나 감자, 고구마 등 불용성 식이섬유를 많이 먹으면 복부팽만감이 심해지고 가끔은 속쓰림을 느낀다. ☐

중증

1 기준량의 5~10배 이상의 변비약을 1년 이상 매일 복용하고 있다. ☐

2 기준량의 2~3배에 해당하는 변비약을 매일 2종류 이상 복용하고 있다. ☐

3 복부팽만감이 심해서 항상 불편하다. ☐

4 저녁이면 치마나 바지의 허리가 잠기지 않을 정도로 배가 부풀어 오르고, 식사를 할 수 없을 정도로 속이 쓰리다. ☐

5 불안감 때문에 변비약을 많이 복용하게 된다. ☐

6 자연스러운 변의가 전혀 없다. ☐

경증 의존증이라면 뒤에 소개된 '경증 편'을 참고해 개선의 방향을 잡으면 된다. 중등도 이상인 사람은 의사의 처방을 받아 서서히 약을 줄이고 배변력을 회복시키자.

프로그램 개시 전 준비 사항

우선은 앞에서 소개한 '재활 전 준비'를 하자. 이는 경증부터 중증까지 공통으로 모두 해야 하는 준비 작업이다.

준비 ① 자신이 쓰는 변비약의 내용을 확인한다

평소에 쓰는 변비약이 어떤 유형인지 확인하자. 특히 중요한 점은 부작용으로 대장 멜라노시스를 일으킬 수 있는 안트라퀴논계 변비약인지 여부다. 설명서와 포장에 기재된 배합 성분을 꼼꼼히 확인해보자. 내용물 중에 센나(센노사이드), 알로에(알로에베라, 알로인), 대황이 있으면 안트라퀴논계 변비약다.

이 변비약은 다른 변비약보다 의존성이 높다는 점을 염두에 두고 프로그램에 임하기 바란다.

집에서 실천하는 변비약 줄이기 프로그램의 사전 준비

변비약의 내용을 확인한다

73, 83쪽 표를 참고하여 자신이 평소에 쓰는 변비약이 어떤 유형인지 확인한다. 특히 센나, 알로에, 대황이 들어갔는지 꼼꼼히 확인하자.

7일간의 변비약 복용량과 복용 시간을 기록한다

한 주에 몇 번 복용하는지, 복용한 양이 기준량을 얼마나 넘었는지 확인한다.

7일간의 식사 내용을 기록한다

매일 무엇을 얼마나 먹었는지 적는다. 편식하지 않는지, 식이섬유를 충분히 섭취하고 있는지 확인한다.

변비약을 복용하지 않아도 배변할 수 있지는 않은지 확인한다

①~③을 실천한 후 변비약을 일시적으로 중단해서 정말로 배변이 되지 않는지, 변의를 전혀 느끼지 못하는지 확인한다. 단, 잠시라도 변비약을 중단하기가 불안한 사람은 무리해서 중단하지 않아도 된다.

준비 ② 변비약 복용 횟수와 양을 기록한다

변비약 의존증 환자들은 '힘들어지면 변비약에 손이 간다', '매일 습관처럼 먹는다'고만 할 뿐, 사실 자신의 복용량을 정확히 파악하는 사람은 거의 없다. 이 기회에 꼼꼼히 기록해보면 자신이 얼마나 변비약에 의존하는지 깨닫게 될 것이다.

언제 먹었는지는 물론 그 내용까지 적는다. 예를 들어 하루에 5알 먹었다면 '자기 전 21시에 5알' 혹은 '아침 8시에 2알, 밤 23시에 추가로 3알' 등으로 자세히 적어야 한다.

준비 ③ 최근 7일간의 식사 내용을 적는다

매일 무엇을 얼마나 먹었는지 기록해보자. 뒤에 기록 양식을 준비했으니 그 페이지를 복사하거나 직접 베껴서 빈 칸에 내용을 채우면 된다.

양은 그렇게 엄밀하게 기록하지 않아도 된다. 중요한 점은 메뉴와 식재료를 꼼꼼히 적는 것이다. 앞장에서 소개한 '배변력을 기르는 식재료'를 얼마나 섭취했는지 파악하기 위해서다. 식사 내용을 기록한 다음, 그중에서 장 기능에 도움이 되는 식재료에 동그라미를 쳐보자. 동그라미가 적은 사람은 프로그램을 진행하는 동안 특히 식사에 주의해야 한다.

단, 이번 장에서 소개하는 프로그램은 '하루 세 끼를 챙겨 먹는 식생활'을 전제로 한다. 배가 부를 만큼 먹으라거나, 30가지 품목을 섭취하라는 등의 무리한 요구를 하지는 않을 것이다. 그저 아침마다 바나나와 올리고당을 넣은 요구르트만 먹어도 장이 몰라보게 달라진다. 아침을 거르는 등 결식 다이어트를 하고 있다면 이제 규칙적으로 식사하면서 식이요법을 하자.

준비 ④ 변비약 없이 배변할 수 있는지 확인한다

①~③을 실행한 후 복용하던 변비약을 일시적으로 끊어보자. 정말로 약이 없이는 배변할 수 없는지, 미약하게나마 변의가 느껴지지 않는지 확인하기 위해서다. 만약 약하게라도 느껴진다면 이 책에 소개된 다양한 자가치료만으로도 짧은 시간에 효과를 볼 수 있다. 만약 불안해서 하루도 변비약을 끊을 수 없다면, 무리해서 끊지 않아도 괜찮다.

변비약 줄이기 프로그램은 어디까지나 '변비약 복용량을 줄이기' 위한 것이므로, 프로그램을 시작할 때는 평소처럼 변비약을 먹어도 된다. 그러다가 서서히 감량하여 최종적으로는 끊는 것이 목표다.

일주일간의 식사 체크리스트

※ 이 페이지를 확대 복사해서 쓸 것

식사는 변비를 악화시키기도 하고 개선시키기도 한다. 그러므로 7일간 당신이 먹은 것을 기록해보자.

	예시	1일차	2일차	3일차
조식	· 요구르트 · 바나나 1개 · 미역국			

중식	· 오므라이스
	  (닭고기, 양파,
	  달걀, 토마토,
	  완두콩)
	· 샐러드
	  (양상추, 오이)			

석식	· 밥
	· 참치 다다키
	  (가다랑어,
	  양파)
	· 두부조림
	· 단무지
	· 된장국
	  (감자, 양파)			

간식·야식	· 치즈케이크 · 콜라			

메뉴뿐만 아니라 식재료까지 기록해야 한다.
그중에 배변력을 기르는 식재료(채소나 과일, 유산균이 많이 포함된 것, 올리브유 등)가 있다면 동그라미로 표시해보자.

4일차	5일차	6일차	7일차

변비약 줄이기 프로그램
경증 편

시판 약 등을 활용하여 집에서 실천하는 프로그램

경증은 변비약을 기준량을 약간 초과하여 복용하거나 기준량 이내라도 장기간 상습적으로 복용하는 상태다. 일상적인 복부팽만감 등으로 불편을 겪고 있겠지만 의존증은 아직 심각하지 않다. 이런 경우는 시판되는 약을 활용해서 집에서 변비약 줄이기 프로그램을 실천할 수 있다. 빨리 조치해야 중증으로 발전하지 않으므로 되도록 빨리 시작하기 바란다.

1주차 장내 리셋 프로그램과 보조 요법을 병행

우선은 장을 깨끗하게 비운 다음 배변력을 회복시켜야 한다.
다음의 내용에 따라 7일간의 '장내 리셋 프로그램'을 실천하자. 실천 방법은 앞에서 상세히 소개했으니 참고하기 바란다.

식이요법과 함께 운동 요법과 마사지 등 보조 요법을 실천하자.

2주차 '깨끗한 장'을 유지하기 위한 식이요법과 항문 자극

7일간의 장내 리셋 과정을 완료한 후 2주차부터는 깨끗한 장을 유지하기 위한 식이요법을 계속한다. 식이요법은 변비 치료의 기본 중의 기본이다. 하루 세 끼를 제대로 챙겨 먹으며 수분과 올리브유, 식이섬유를 적극적으로 섭취하다 보면 배변력이 분명히 회복될 것이다. 운동 같은 보조 요법도 계속 병행한다.

그리고 물줄기에 의한 항문 자극법을 추가한다. 비데의 물줄기로 항문 주변을 자극하는 방법으로, 변의를 촉진하는 데 도움이 된다.

그러나 자극이 지나치면 항문 주위에 피부염이 생길 수 있다. 한 번에 30~60초 정도로 시간을 제한하고 횟수는 하루 세 번, 식사 후가 적당하다. 수압은 제조사별로 달라서 각자 조정해야 하는데, 통증이 느껴질 정도의 자극은 피하는 것이 좋다.

그래도 배변력이 회복되지 않으면 산화마그네슘을 추가한다

식이요법과 항문 자극으로도 배변 상황에 변화가 없다면 변비약을 추가하자.

아직은 평소에 쓰던 안트라퀴논계 변비약을 줄이거나 끊지 않아도 된다. 하지만 이제는 식이요법과 보조 요법으로 장에서 내용물이 확실히 만들어지게 되어 장내 환경이 약간 달라진 상태다. 그러므로 변비약 종류를 안트라퀴논계 변비약에서 염류 변비약으로 조금씩 바꾸어보자.

염류 변비약인 산화마그네슘은 장내에서 수분을 흡수해 장 내용물의 부피를 늘리고 변을 부드럽게 해서 배변을 촉진한다. 앞서 말했듯이 산화마그네슘의 주성분인 마그네슘은 미네랄의 일종으로 미네랄 워터나 식재료에도 함유되어 있다. 이 마그네슘을 약으로 만든 것이 산화마그네슘이다.

S결장 부근에 변 덩어리가 많이 쌓이면 장의 출구가 꽉 막힌다. 그러면 가스가 빠져나가지 못해 배가 부풀어 오르게 된다. 산화마그네슘은 변이 쌓이지 않도록 하여 장내에서 생성된 가스를 배출해 뱃속을 편하게 한다.

단, 산화마그네슘은 오래전부터 쓰이며 안전성이 검증된 약이긴 하나 신장에 문제가 있는 환자가 쓰면 마그네슘이 체내에 축적될 위험성이 있다. 따라서 신장에 문제가 있다면 주치의, 약사와 상담한 후에 복용하기 바란다.

3주차 변비약을 한 알씩 감량

식이요법과 보조 요법, 항문 자극으로 배변력이 회복되었다면 다음 목표는 변비약을 줄이는 것이다. 우선은 변비약의 복용량을 한 알만 줄여보자.

그런 다음 2주차의 식이요법과 항문 자극을 계속하면서 상태를 지켜보자. 변비약의 양을 줄인 탓에 변이 딱딱해지거나 배변이 힘들어 진다면 원래 양으로 돌아가도 괜찮다. 그러다가 다시 기회를 보아 한 알을 줄이고 상태를 관찰한다.

약을 단번에 끊기는 어렵지만 이런 식으로 한 알씩 줄이다 보면 불안감 없이 변비약을 감량할 수 있을 것이다.

좌약을 활용한 변의 재활 훈련을 실천한다

감량 프로그램이 순조롭게 진행되면 3주차부터는 변비약을 감량하게 된다. 변비약을 한 알쯤 줄여도 배변에 문제가 없다면 다음 단계, 즉 배변에 가장 중요한 '변의'를 회복시키기 위한 재활 훈련에 돌입하자.

이미 항문 자극으로 변의 재활이 시작되었지만 이제는 '레시카본' 이라는 좌약으로 본격적인 변의 재활을 추진할 것이다.

레시카본 좌약은 1935년에 독일에서 개발된 약으로, 직장 안에 들어가서 탄산가스를 배출해 배변을 촉진하는 약이다. 이는 직장반사를 개선하는 데 매우 효과적인 방식이라고 할 수 있다.

레시카본 좌약은 독일의 빈 라이너 병원에 근무하던 칼 글라스너 (Karl Glassner) 박사가 1930년대에 발표한 논문에서 비롯되었다.

글라스너 박사는 '직장 내에 변이 들어오면 변의가 일어난다'는 사실을 바탕으로, 탄산가스를 발생시키는 좌약을 사용하여 직장반사를 촉진할 수 있다는 점을 증명했다. 또한 변의가 없으면 직장에 변이 쌓여 장내의 가스가 배출되지 못한다는 점도 강조했다. 결론적으로 탄산가스를 발생시켜 직장반사를 촉진하는 좌약으로 이미 사라진 직장반사를 되살릴 수 있다는 주장을 펼쳤다. 여기서 언급한 좌약이 바로 현재의 레시카본 좌약의 원형이다.

이 좌약은 변이 항문에 가장 가까운 S결장까지 왔을 때 넣는 것이 가장 효과적이다. 변이 S결장에 확실히 존재한다면 좌약에 의해 직장반사가 일어나 배변하게 될 것이다.

구체적으로는 아침 식사를 하고 1시간 후와 잠들기 2시간 전, 하루 두 번 사용한다. 둘 다 변이 S결장에 쌓여 연동운동이 일어나기 쉬운 시간대이기 때문이다. 아침과 저녁 2회가 어렵다면 하루 한 번이라도 괜찮다.

좌약을 삽입하고 5분간 참은 후 항문에 힘을 주어 가스를 배출한다. 이때 배변이 되면 변을 배출해도 상관없지만 나오지 않는다면 가스만 배출해도 문제없다.

이 방식을 지속하다 보면 변이 쌓였을 때 자연스럽게 변의가 일어나게 된다. 변비약 의존증을 포함한 변비 환자들에게 이 방법을 처방했더니, 대상자의 거의 절반이 변비약을 복용하지 않아도 변의를 느끼게 되었다.

단, 뒤에서 자세히 이야기하겠지만 중등증 이상의 변비약 의존증이라면 좌약의 효과를 보기까지 상당한 시간이 걸린다. 자연스러운 변의를 되찾기까지는 적어도 6개월에서 1년 정도가 걸리니 끈기 있게 반복하는 것이 중요하다.

좌약을 활용한 변의 재활 훈련은 최소한 3개월간 지속한다

좌약을 쓰다 보면 서서히 변의가 회복될 것이다. 그러니 서두르지 말고 느긋하게 훈련을 지속하자.

S결장에 변이 있으면 식사를 할 때마다 연동운동이 일어나 '변을 내보내고 싶은' 변의를 서서히 느끼게 된다. 매번이 아니라도 괜찮다. 예를 들어 주에 1회든 2회든, 아침을 먹은 후 변의가 느껴진다면 그것을 '치료의 징후'로 볼 수 있다. 다만 아침 식사 후 변의가 느껴지기까지 6개월 이상 걸리는 사람도 있으니 느긋한 마음으로 기다리자.

또 효과가 보이기 시작했다고 좌약 훈련을 중단하면 자연스러운 변의를 완전히 회복시킬 수 없다. 경솔한 판단으로 훈련을 중단하면 다시 처음으로 돌아가야 하므로 적어도 3개월 정도는 지속한다.

훈련을 지속하다 보면 변비약 사용량도 조금씩 줄일 수 있다. 배변 상황을 봐가며 한 알씩 감량하거나 변비약 복용 간격을 늘리는 등 변비약에서 벗어나려는 노력을 계속 기울이자. 그러면 머지않아 '변비약 없이 자연스럽게 배변한다'는 최종 목표를 성취하게 될 것이다.

완전히 약을 끊지 못해도 괜찮다. 어쨌든 안트라퀴논계 변비약에 의존하는 생활에서 벗어나는 것이 관건이다. 가끔은 변비가 다시 생길 수도 있다. 그럴 때는 산화마그네슘 등을 써서 배변한 후 장내 환경을 정비하면 된다. 배변력을 길러 변비를 잘 다스리며 사는 것이 우리의 최종 목표이기 때문이다.

하지만 이 방법으로도 해결이 안 되고 변비가 더 심각해진 사람이 있다면 일단 프로그램을 중지하고 전문의의 치료를 받는 것이 좋다.

집에서 실천하는 변비약 줄이기 프로그램의 기본적인 흐름

	식이요법	보조 요법	약제	안트라퀴논계 변비약의 감량
첫날	7일간의 장내 리셋 프로그램	운동과 마사지		
2주차	깨끗한 장 유지법 물, 유산균 제제, 식이섬유, 올리브유, 올리고당, 마그네슘, 비타민 C 등 장 건강에 좋은 식재료를 적극적으로 섭취한다.	비데의 물줄기에 의한 항문 자극 (하루 2~3회)	산화마그네슘 식이요법, 보조 요법으로 개선되지 않을 경우에 사용한다. (염류 변비약)	평소대로 사용하면 된다
3~4주차 이후			변의를 촉진하는 좌약 (하루 2회)	기존의 안트라퀴논계 변비약을 한 알씩 줄이기 식이요법, 보조 요법, 약제를 쓰면서 상태를 봐가면서 서서히 감량한다.

기본적인 '배변력'이 향상된다

약을 완전히 끊지 못해도 괜찮다. 일단 안트라퀴논계 변비약에 의존하는 생활에서 벗어나 가끔만 산화마그네슘을 쓰는 식으로 변비를 잘 다스리며 사는 것이 목표다.

변비약 줄이기 프로그램
중등증 편

기본적으로 의료 기관의 치료와 병행한다

중등증 이상의 의존증이라면 변비 치료를 전문으로 하는 의료 기관과 의사를 찾아가 변비약 줄이기 프로그램을 처방받을 필요가 있다. 이들은 대개 기준량 이상의 변비약을 복용하는 탓에 장 기능이 현저히 저하되어 있기 때문이다. 변비약을 줄이려다가 배변이 아예 불가능해지는 경우도 있으므로 섣불리 시도하면 위험하다.

변비는 소화관 장애의 일종이므로 소화기 내과나 위장과, 대장·항문과에서 진료를 받을 수 있다. 한편 변비 클리닉의 진료법과 치료법은 시설과 의사에 따라 크게 달라진다. 참고로 여기에 소개한 방법은 내가 우리 클리닉의 환자들을 대상으로 사용하는 방법이다.

참고로 중등증 이상의 경우 집에서는 경증과 똑같은 자가치료를 실천하면 된다. 식이요법, 항문 자극, 운동과 마사지 등의 셀프케어와 생활습관의 기본 사항은 동일하다. 큰 차이점이라면 약물 요법을 적극적으로 도입해야 한다는 점이다.

변비 치료에 가장 중요한 문진

적절한 치료를 받으려면 우선 자신의 상태를 정확히 파악하고 그것을 의사에게 분명하게 전달해야 한다. 그럴 때 이 책 첫머리에 언급한 '프로그램 전 준비'가 도움이 될 것이다. 변비의 정도나 현재 사용하는 변비약의 이름, 복용량, 변비약 외에 복용하는 약의 이름까지 정확히 전달하자.

또 매일의 식사 횟수와 식사 시간, 자주 먹는 음식을 이야기한다. 의사가 외식이나 패스트푸드로 식사하는 빈도를 물으면 솔직히 대답하자. 애용하는 건강 보조 식품이나 보조식품의 내용, 다이어트 경험과 편식 여부도 의사에게는 중요한 정보다.

의사는 당신의 병력에 대해서도 물을 것이다. 장관 유착은 심한 변비의 원인이 될 수 있으므로 배변 장애가 있는 환자에게는 개복 수술 경험 유무가 특히 중요하다.

약물 치료를 적극적으로 도입한다

중등증 이상의 의존증일 경우, 안트라퀴논계 변비약의 상습 복용으로 발생하는 '대장 멜라노시스'로 장관 기능이 장애를 입었을 가능성이 크다. 경증일 때보다 변이 더 딱딱해지고 가스도 잘 차서 오후가 되면 배가 심하게 부풀어 오른다. 그 결과 가스가 위를 압박하여 식사를 하지 못하는 사람도 있다. 그러므로 중증 이상이라면 경증보다 더 강한 인내심이 필요하다. 서두르지 말고 서서히 변비약을 감량해보자.

중등증의 경우 처음부터 마그네슘 제제를 쓴다. 하루에 2g을 복용하고, 24시간 동안 배변하지 못했다면 기존에 복용하던 변비약을 다시 복용한다.

이 작업을 반복하면 변이 점점 부드러워질 것이다. 이 단계에서 지금까지 사용하던 안트라퀴논계 변비약을 10% 감량한다. 그렇게 해서 배변 상태가 좋다면 다시 20% 감량하는 식으로 50%(절반)까지 감량하자. 하지만 감량했을 때 변이 딱딱해지거나 배변할 수 없는 상황이 벌어지면 원래대로 돌아가도 괜찮다. 이 감량 과정이 원활하게 진행되지 않는다면 마그네슘 제제에 화학합성계 변비약을 추가하도록 하자.

3~6개월 안에 기준량으로 줄일 수 있다

산화마그네슘과 화학합성계 변비약을 추가하면 대부분 변비약 줄이기에 성공한다. 지금까지 내 경험으로 보면 처음 치료를 시작한 지 3~6개월 안에 거의 기준량까지 감량하거나 끊게 된다.

한편 변비약을 조금씩 줄이기 시작했다면 경증과 동일한 좌약 훈련을 추가한다. 사실 의존증이 중등증 이상일 때는 변의 회복에 시간이 조금 걸린다. 개인차는 있지만 치료를 시작한 지 6개월 정도는 지나야 서서히 변의가 돌아오는 경우가 많다. 그때까지는 끈기 있게 식이요법과 항문 자극, 좌약 훈련을 착실히 지속하기 바란다.

환자 중에는 효과가 잘 나타나지 않아 좌약 훈련을 중도에 포기하려는 사람도 많다. 그러나 바로 그때가 고비다. 의료 기관의 도움을 받을 정도로 변비가 심각해졌다면 그런 상태가 되기까지 몇 년이나 걸렸을 것이다. 그러므로 그 상태를 치료하는 데도 비슷한 시간이 걸린다. 부상을 극복하기 위해 재활 훈련을 하듯이 장 본연의 기능을 되찾는 데도 그만한 시간이 걸린다.

변비약 줄이기 프로그램
중증 편

섭식 장애의 유무에 따라 치료 방식이 달라진다

마지막으로 중증 변비약 의존증의 치료에 대해 이야기하겠다. 중증 변비약 의존증은 크게 두 가지 유형으로 분류된다.

하나는 배가 부풀어 오르고 배변이 잘되지 않아서 괴로운 나머지 변비약 복용량을 점점 늘리게 된 케이스다. 그중에는 볼록 나온 배가 보기 싫어서 변비약을 계속 먹게 된 사람도 있고, 배변하지 못해서 불안한 마음에 복용량이 점점 늘어난 사람도 있다.

다른 하나는 섭식장애가 동반된 경우다. 섭식장애는 극단적인 식사 제한(거식증)이나 과도한 섭취(과식증)로 건강에 각종 문제를 일으키는 마음의 병이다.

후자처럼 섭식 장애가 동반된 케이스는 치료가 더욱 어렵다. 그래도 끈기 있게 치료하면 반드시 회복될 수 있으니 희망을 잃지 말자. 섭식장애 환자를 치료하는 방법을 소개하니 참고하기 바란다.

섭식장애를 동반하지 않는 경우의 치료

치료의 기본은 중등증과 같다. 식이요법과 산화마그네슘 제제, 화학합성계 변비약, 좌약 등을 병행하면서 기존의 변비약 사용량을 서서히 감량한다. 단, 아주 심각한 경우는 장 기능이 너무 떨어져 변과 가스가 조금만 차도 배가 부풀어 오르므로 중등증보다 천천히, 1개월에 2~5알쯤 감량하도록 한다.

사실 내가 변비약 줄이기 프로그램을 도입한 초기에는 더 빠른 속도로 변비약을 줄이도록 했다. 그랬더니 많은 환자들이 '변비약을 줄여서 내일 배변을 못 하면 어떻게 하느냐'며 불안감을 호소해 속도를 늦추게 되었다.

오랫동안 변비약에 의존해온 환자들이 약을 줄일 때 느끼는 불안감은 나의 상상 이상이라는 것을 현장에서 실감한다. 그리고 이 불안감은 의사와 환자의 신뢰 관계를 깨뜨려 올바른 복약을 방해한다. 즉 치료가 원활하게 진행되지 않는 것이다.

그래서 지금은 감량 이후 배변이 곤란해지거나 복부팽만감으로 환자가 불편해지지 않도록 주의하면서 감량 속도를 되도록 늦추고 약의 복용량도 환자의 자각 증상에 맞추어 조정하고 있다.

중증 변비로 인한 속쓰림, 구역질, 복부팽만감으로 식사를 못해 체력이 저하된 경우에는 입원 치료를 권하기도 한다.

안트라퀴논계 변비약을 하루에 최대 80알씩 복용하던 여성이 있었는데, 그녀도 이런 과정을 통해 약 2년 만에 하루 10알까지로 감량하는 데 성공했다. 그녀는 그 후 6개월 동안 더 노력해서 지금까지 약 없이 잘 생활하고 있다.

섭식장애를 동반한 경우의 치료

섭식장애는 먹는 일을 즐겁게 느끼지 못하는 정신적 질환의 일종이다. 여성에게 압도적으로 많으며 음식을 거부하는 거식증과 음식을 지나치게 섭취하는 과식증으로 나뉜다.

음식을 전혀 먹지 못하는 거식증에 걸리면 체중이 점점 줄어들고 영양실조, 무월경, 골다공증, 뇌 장애 등 다양한 증상이 나타난다.

과식증은 거식증과는 반대로 한없이 먹는 증상을 말한다. 하지만 먹었다는 데 죄책감을 느껴 손가락을 목구멍에 넣어서 토하는 일을 반복한다. 구토를 너무 자주 하면 식도에 궤양이 생기거나 위산으로 인해 치아가 녹을 수도 있다.

변비약 의존증 환자에게는 거식증보다는 과식증이 많은 듯하다. 변비가 괴로워서 변비약에 의존하게 되었다기보다 '먹은 것을 몸 밖으로 내보내고 싶다'는 비정상적인 욕구 때문에 변비약을 지나치게 많이, 또는 너무 자주 복용하게 된 것이다. 이렇게 과식과 거식을 반복하는 사람도 적지 않다.

섭식장애는 단순히 마른 몸에 대한 선호 심리와 다이어트 때문에 생긴다고 생각하는 사람이 많은데, 사실은 배후에 부모와의 관계나 일에서 오는 스트레스가 숨어 있을 때도 많다. 대개 사춘기에 많이 발병하지만, 전문가에 의하면 최근에는 고령인 환자도 늘어나는 듯하다.

섭식장애를 동반하는 경우에는 우선 섭식장애부터 치료해야 한다. 이 경우에는 식이요법도 하지 않는다. 식사를 제어하는 일 자체가 어려우므로 장내 리셋도, 배변력을 기르는 식이요법도 실천할 수 없다.

특히 거식증 환자의 위와 장은 그 기능이 거의 상실된 상태여서 소화가 필요한 고형물을 아주 조금만 먹어도 배가 부풀어 오른다. 그중에는 체중이 30kg 전후까지 줄어들거나 이미 전해질(혈액 중 염류) 이상이 생긴 경우도 있으므로 생명에 지장이 없도록 신중하게 대처해야 한다.

그래서 이런 환자의 경우 심리치료내과 등 전문의를 소개해서 필요에 따라 입원 치료를 하면서 섭식장애를 치료한다. 장에 직접 영양을 보급하는 경관 영양제 등으로 영양을 보급할 때도 있다. 입원까지는 하지 않더라도 불안증 약이나 우울증 약 등으로 약물 치료를 받으며 심리 요법, 행동 요법을 병행한다.

치료를 받다 보면 심신이 조금씩 회복될 것이다. 심리적 증상이 가라앉으면 그때 변비 치료를 시작한다.

영양을 공급하면서 변비 치료를 계속한다

섭식장애가 동반된 경우, 약물 치료가 우선이다. 구체적으로는 마그네슘 제제를 하루에 2g씩 섭취해 변이 부드러워지게 한다. 변비약을 줄이는 것은 본인이 동의할 경우에만 시작한다. 오히려 늘리고 싶다고 하면 그렇게 할 수도 있지만 전체적으로는 조금씩 줄여나가도록 한다.

어느 정도 시간이 흘러도 복용량을 줄일 수 없을 때는 중등증일 때와 마찬가지로 화학합성계 변비약(결장 자극성 변비약인 피코설페이트나트륨 제제. 비교적 부작용이 적음)을 추가한다.

또한 변의를 재활시키기 위해 레시카본 좌약을 사용한다. 항문 자극과 운동, 마사지 등은 무리가 되지 않는 범위에서 도입한다. 체력이 저하된 상태이므로 운동은 권하지 않는다.

식사로는 처음에는 수용성 식이섬유를 포함한 유동식과 음료수를 섭취하도록 한다.

이렇게 해서 어느 정도 효과가 나타나면 단백질, 지방, 탄수화물을 균형 있게 섭취하게 한다. 섭식장애 환자에게는 식이섬유를 집중적으로 섭취하는 것보다 일단은 '영양을 골고루 섭취하는' 것이 중요하기 때문이다.

또 체력 회복을 위해서는 아미노산 섭취도 중요하다. 섭식장애로 영양실조가 되면 근육도 점차 약해지므로, 이런 상태를 개선하기 위해 BCAA를 섭취할 것을 권한다.

BCAA는 아미노산의 일종이다. 근육을 구성하는 아미노산 20종

가운데 체내에서 합성되지 않는 9종을 '필수아미노산'이라고 하는데, 이 중 40% 가까이를 차지하는 중요한 아미노산을 BCAA라고 한다. 최근에는 시판되는 BCAA 함유 건강보조식품이나 음료 등을 권할 때가 많다.

섭식장애의 경우 치료도 전진과 후진을 반복하게 된다. 음식에 대한 거부감은 무척 뿌리가 깊어서 심리치료 등을 시작한다고 해서 금세 식욕이 돌아오지는 않기 때문이다. 게다가 고형물을 조금만 먹으면 배가 부풀어 오르고 복통을 느껴서 거식증이 재발하기도 한다.

섭식장애를 동반한 변비 치료는 영양 보급에 항상 주의하면서 끈기 있게 지속하는 것이 중요하다. 가족을 비롯한 주위 사람들의 이해도 반드시 필요하다. 의사와 환자 양쪽이 적극적으로 매달려 치료해야 개선할 수 있다.

배변력을 길러
변비를 고친 사람들

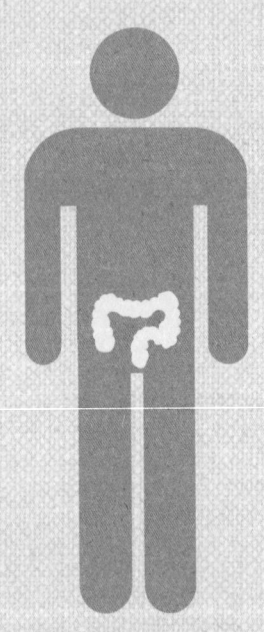

6

변비는 반드시 치료할 수 있다.
이를 실제로 경험한 환자들이 있다.
가벼운 증상에서부터 심각한 변비로 고생하던
환자들까지 다양한 사례를 소개한다.
변비를 근본적으로 치료할 의지와 노력이 있다면
나도 할 수 있다는 희망과 자신감을 얻을 것이다.

반드시 낫는다고 믿고 첫걸음을 내딛자

마지막으로 배변력을 길러 변비를 고친 사람들의 사례를 소개하겠다. 비교적 가벼운 사례에서부터 변비약을 달고 살던 심각한 사례까지 4가지 사례를 소개한다.

이들의 이야기를 보면 변비 치료에는 끈기가 필요하다는 사실을 다시금 확인하게 될 것이다. 이 책에서 소개한 올바른 생활습관을 유지하고 장내 리셋을 실천하며 필요한 경우 의료 기관의 진료를 착실히 따르면 변비를 반드시 고칠 수 있다.

변비 치료란 '장 기능과 변의를 재활시키는 일'이다. 뼈가 부러진 사람이 하루아침에 걸을 수 없듯이 변비도 매일 조금씩 개선해야 한다. 배변력이 회복된 기쁨을 여러분도 하루빨리 느낄 수 있도록 '반드시 낫는다'는 믿음을 가지고 첫발을 내디뎌보자.

사례 ①
식생활 개선과 주말 장내 리셋으로 변비를 고치다

하루 세 끼 다 먹으며 다이어트와 변비 치료

　L씨에게 변비가 생긴 것은 1년쯤 전의 일이다. 탄수화물을 섭취하지 않는 다이어트를 하면서 그전까지는 거의 매일 배변하던 리듬이 무너져 4일에 한 번 정도가 되어버렸다. 또 체중은 줄었지만 얼굴에는 뾰루지가 자주 났고 몸 상태도 나빠졌다. 생전 손을 댄 적 없는 변비약을 먹게 된 것도 그때부터였다.

　변비약을 처음 복용하게 된 L씨는 변비가 만성화될까 두려워져서 대책을 찾기 시작했다. 그러던 중 내 저서를 읽고 '다이어트로 탄수화물 섭취량이 줄면 변의 재료가 부족해서 변비가 생기기 쉽다'는 것을 알게 되었다. 그래서 일단 다이어트를 그만두고 하루 세 끼를 다 챙겨 먹기로 했다.

며칠 후에는 주말을 이용해 장내 리셋 프로그램에 도전했다. 첫날에는 단식주스만으로 공복감을 참을 수 있을지 걱정이었지만 속을 비우니 오히려 몸이 좋아지는 느낌이었다고 했다.

리셋이 완료된 후에는 채소와 과일, 버섯과 해조류, 해독주스 등 3장에서 소개한 식재료들을 적극적으로 섭취했다. 발아 보리도 입맛에 맞아서 매일 밥에 섞어 먹었다. 걷기 운동도 일주일에 3~4회 정도 했다.

그랬더니 4일에 한 번이던 배변이 1개월 후에는 2~3일에 한 번으로 바뀌더니 마침내 1~2일에 한 번 배변할 수 있게 되었다. 자연스럽게 배변할 수 있게 되자 얼굴의 뾰루지도 사라졌다. L씨는 건전한 식사와 운동을 병행하며 하루 세 끼를 다 챙겨 먹는 지금이 오히려 더 날씬하다며 무척 행복해한다.

사례 ②
1년간의 재활 훈련으로 30년 된 변비를 고치다

좌약과 식이요법으로 꾸준히 치료

P씨는 30년 동안 변비로 고민해왔다. 변비약도 젊을 때부터 당연한 듯 복용해왔다. 그런데 나이가 들자 변비약을 기준량의 2배가 넘도록 먹어도 배변하지 못하는 날이 많아졌다. 그동안 변비 때문에 병원에 간 적은 없었지만 '이렇게까지 나오지 않다니 이상해. 무슨 병이 있는 게 아닐까?' 하고 걱정이 되기 시작했다. 그래서 서점에서 건강서를 찾아보다가 내 저서를 구입하게 되었고 우리 클리닉을 찾아왔다.

대장내시경 검사를 해보니 다행히 암이나 용종은 없었지만 대장 멜라노시스(장내에 생기는 색소 침착)가 진행된 상태였다. 장기간의 변비약 복용의 부작용으로 색소가 침착될 수 있다는 것, 그리고 자신에게 그런 일이 생겼다는 것을 알고서는 당혹감을 감추지 못했다.

P씨는 멀리 떨어진 지역에 살아서 자주 통원하지 못했기 때문에 배변력을 기르는 식이요법을 특별히 자세히 지도했다. 그리고 안트라퀴논계 변비약 대신 산화마그네슘 등의 변비약과 좌약을 병행해서 변비약을 줄이는 방식을 처방했다.

요리하는 것을 좋아하는 P씨는 올리브유 등의 식재료를 잘 활용해서 맛있는 음식을 즐기며 식사 습관을 개선할 수 있었다. 운동과 마사지도 적극적으로 실천했다. 이처럼 치료와 재활을 시작한 후 6개월 정도 지나자 회복의 징후가 나타났다. 미약하기는 하지만 변의가 생긴 것이다.

그 후에도 꾸준히 치료를 계속하니 1년쯤 후에는 변의가 본격적으로 회복되기 시작했다. 처음 내원한 날부터 1년 가까이 흐른 현재, 가끔 약을 먹긴 하지만 기준량 또는 그 이하의 양만 사용한다고 한다. 또 전에는 약을 먹으면 복통과 잔변감 때문에 괴로웠는데 치료 후에는 이런 고통이 사라지고 몸 상태도 좋아져서 "변비 치료를 받길 정말 잘했어요"라며 무척 기뻐한다.

사례 ③
하루 70알씩 복용하던 변비약을 1년 6개월 만에 줄이다

약을 1개월에 4~5알로 감량

K씨는 고등학생 때부터 변비였다. 그러다 대학을 졸업하고 취직한 후 살이 찌는 것이 싫어서 아침을 거르고 다녔더니 증상이 급속도로 심각해졌다.

배변을 하지 못하면 배가 심하게 부풀어 올라서 옷을 입어도 불룩한 배가 눈에 띌 정도였다. 그래서 어쩔 수 없이 변비약을 매일 복용하게 되었다. 힘들 때마다 변비약에 손을 댔더니 급기야 의존증이 생겨 약을 끊을 수 없게 되었다. 생활습관을 개선해야겠다는 생각은 했지만 다이어트를 그만둘 수 없어서 아침을 거르는 생활을 지속했다.

결국 처음에는 기준량인 2~3알로 충분하던 변비약도 그 양이 점점 늘어서 하루에 50알이 되었고 자연스러운 변의는 완전히 사라졌다. 불안한 마음에 우리 클리닉을 찾아 왔을 때 K씨는 이미 하루에 약을 70알씩 먹는 상태였고 얼굴색도 무척 어두웠다.

그래서 우선 무리가 없는 범위에서 아침을 먹도록 처방했다. 날씬해지고 싶은 욕망이 강해서 먹는 것에 죄책감을 느끼던 K씨인지라 아침에는 플레인 요구르트에 올리고당과 잘게 자른 바나나 1/2개를 섞어 먹으라고 했다. 밥이나 단 음식에 비하면 이 정도는 다이어트 중에도 거부감 없이 받아들이는 경우가 많다.

동시에 산화마그네슘 제제와 화학합성계 변비약 그리고 레시카본 좌약을 처방했다. 그리고 처음에는 예전 그대로 변비약을 복용하도록 했다.

치료를 시작한 후 산화마그네슘 제제와 좌약의 효과가 나타난 듯 복부팽만증이 없어졌고 변이 부드러워졌다. 그래서 변비약 3알을 줄였고 그 후로도 1개월에 4~5알씩 줄여나갔다. 그렇게 1년 6개월이 지나자 변비약을 거의 복용하지 않게 되었고 변의도 상당히 회복되었다.

사례 ④
정년 후에 시작되어 극심해진 변비를 약물 치료로 개선하다

관장 때문에 급격히 심각해진 변비를 개선

　독신 남성인 J씨는 정년퇴직을 하자마자 변비가 시작되었다. 회사에 다닐 때는 술을 자주 마셔서 그런지 오히려 설사가 잦았다. 변비에는 익숙하지 않았기 때문에 무척 고통스러워서 처음부터 변비약을 사용했다. 퇴직한 후 외출도 별로 하지 않고 식사도 편의점에서 대충 해결할 때가 많아서 변비는 나아질 기미가 보이지 않았다.

　그러다가 2년쯤 전부터는 습관적으로 커피 관장을 하게 되었다. 커피 관장이란 항문에 관을 넣고 커피 용액을 주입해서 대장 내 변을 배출시키는 방법으로 인터넷 쇼핑몰이나 약국에서 기구를 판매한다. J씨도 인터넷에서 변비에도 좋고 건강에도 좋다는 체험담을 보고 구입하게 되었다고 한다. 그러고는 커피 관장을 하루에 한 번, 때로는 두 번도 했다. 그러자 머지않아 관장 외의 방법으로는 배변할 수 없게 되었다.

J씨의 변비는 연동운동 둔화, 식사량 감소, 식사의 질 저하, 노화 등이 겹쳐서 발생한 듯했다. 처음에는 가벼운 상태였겠지만 갑작스러운 변비약 사용에다 커피 관장으로 무리하게 장을 자극하는 일을 반복한 탓에 증상이 급격하게 심각해진 것이다.

치료는 쉽지 않았다. 우선 산화마그네슘 제제를 투여했지만 관장이라는 강한 자극에 익숙해진 탓에 그다지 효과가 없었다. 그래서 비교적 부작용이 적은 화학합성계 변비약을 투여하면서 커피 관장을 하루 한 번으로 줄이자 상태가 조금 나아졌다. 그 후로도 천천히 관장 횟수를 줄이고 있으니 이대로 계속하면 비록 시간이 걸리더라도 반드시 관장을 끊을 수 있을 것이다.

이 책에서는 변비약 의존증을 주로 언급했지만 대장을 강하게 자극해 변을 배출한다는 의미에서 관장 역시 변비약 못지않은 의존성이 있다. 그러니 변이 잘 나오지 않는다는 이유로 안이하게 편한 방법을 찾지 않기를 간절히 바란다.

칼럼

대장내시경 검사의 중요성

🐺 질병의 유무와 장의 상태를 알 수 있다

이 책에는 내시경 검사에 관한 이야기가 많이 등장한다. 내시경은 원래 내 전문 분야이기도 한데, 마지막으로 대장내시경 검사에 대해 이야기하려고 한다.

변비와 변비약 의존증 같은 배변 이상의 원인에는 대장암이나 대장 용종 등의 질병이 숨어 있을 때가 많다. 대장 질환, 특히 대장암은 해마다 증가하는 추세이며 연령별로 보면 50세부터 급격히 늘어나는 특성을 보인다. 한편 대장암으로 발전하기 쉬운 대장 용종은 40대부터 급증한다.

대장암의 진행은 다른 암보다 느리기 때문에 초기일 때 발견하면 100% 완치할 수 있다. 변비로 병원을 찾는 사람은 물론, 지금까지 내시경 검사를 받은 적 없는 사람이라면 장 건강을 위해서라도 내시경 검사를 받아볼 것을 권한다. 병이 발견되지 않는다고 해도 대장 멜라노시스나 변의 유무를 비롯해 장의 건강 상태를 점검할 수 있는 유용한 검사다.

🐾 대장내시경은 무섭지 않다

'내시경 검사는 아프거나 괴로울 것'이라고 생각하는 사람이 많지만 그것은 오해다. 기술도 해마다 진보하고 있다. 숙련된 의사가 진통제와 진정제 등을 이용해서 침착하고 친절하게 진행하면 환자는 거의 고통을 느끼지 않는다.

또한 검사를 어떤 식으로 진행하는지 미리 안다면 불안을 덜 수 있을 것이다. 따라서 여기서는 우리 클리닉을 기준으로 대장내시경 검사를 어떻게 하는지 설명하겠다.

① 검사 예약을 한다

대장내시경 검사는 기본적으로 예약제다. 검사를 받기 전에 의사가 문진을 하고 검사에 대해 설명해준다. 궁금하거나 불안한 점이 있다면 의사에게 얼마든지 물어보자.

② 검사 전날

검사 전날에는 식사를 밤 9시까지 끝내야 한다. 물이나 차 등의 수분은 9시 이후에 섭취해도 된다. 저녁 식사는 우동처럼 소화가 잘되는 것으로 하고 소화가 잘되지 않는 것은 피한다.

③ 검사 당일 아침

당일 아침에는 아무것도 먹지 말고 병원에 간다. 물이나 차는 마셔도 괜찮다.

④ 장내 세정용 변비약 복용

일단 항문 진찰용 가운으로 갈아입는다. 그 후 장내 세정을 위해 변비약을 탄 물을 마시고 배변을 한다. 최근에는 알약형 변비약 등도 등장했고, 검사 전날 집에서 미리 변비약을 복용해 검사 당일의 복용량을 줄이는 방식도 쓰인다. 검사 전 변비약 복용량은 의료 기관에 따라 달라지므로 해당 시설에 문의하도록 하자.

⑤ 변을 모두 배출한다

변이 모두 배출될 때까지 배변한다. 고체가 다 나온 후 담황색의 투명한 액체가 나오면 완료된 것이다. 우리 클리닉에서는 그 후에도 투명한 물이 나올 때까지 미온수로 장을 세척한다. 배변을 반복할 때 구역질이나 복통, 복부팽만감, 어지러움, 권태감 등을 느끼는 경우도 있다. 그렇다면 참지 말고 의료진에게 이야기하자.

준비가 끝났으면 이제 검사가 시작된다. 검사대에 올라가서 의사에게 등을 돌린 상태로, 즉 왼쪽으로 눕는다.

⑥ 진통제·진정제를 주사한다

환자의 불안과 고통을 완화시키기 위해 진통제·진정제를 주사한다. 진정제로는 '디아제팜'이나 '미다졸람'을 쓰고 진통제로는 '염산페티딘' 등이 많이 쓰인다.

진통제와 진정제를 투여하면 호흡이 곤란해지는 부작용이 드물게 나타난다. 그러므로 내시경 검사를 할 때는 호흡을 관찰하는 펄스옥시미터 등의 기기를 환자에게 장착한다. 의사는 환자의 가슴이나 복부에 손을 대보고 손톱과 입술의 색을 점검하면서 호흡을 확인한다. 참고로 진통제나 진정제를 전혀 쓰지 않거나 효과가 약한 약을 사용하는 의료 기관도 있다.

⑦ 내시경 삽입

환자의 의식이 없어지면(진통제·진정제를 전혀 쓰지 않거나 약한 약을 쓰는 곳은 제외) 항문으로 내시경을 삽입한다. 우선 대장의 가장 안쪽 부분인 맹장까지 넣는다. 숙련된 의사는 특별한 문제가 없으면 3분 안에 내시경을 맹장까지 보낼 수 있다.

⑧ 대장 속을 관찰

맹장에서 내시경을 천천히 빼내면서 대장에 이상이 없는지 모니터를 통해 면밀히 관찰한다. 관찰에 걸리는 시간은 의사에 따라 차이가 있지만 대략 10~15분 정도다.

이상이 발견되면 환부를 확대해서 자세히 조사한다. 암세포로 의심되는 부위가 있다면 검사용 조직을 채취한다. 또 암으로 발전할 가능성이 있는 용종이 발견되면 환자의 사전 동의를 얻은 경우에 한해 즉시 절제한다.

⑨ 검사 종료

검사가 종료된 후에는 의식이 또렷해질 때까지 휴식한다. 검사가 끝난 후 30분 정도 지나면 눈이 떠지지만 완전히 각성할 때까지는 1~2시간쯤 안정해야 한다.

의식이 돌아오면 의사에게서 검사에 관한 설명을 듣는다. 조직검사를 해야 하는 경우에는 나중에 방문해 결과를 확인한다.

EPILOGUE

　최근 장에 관한 서적이나 기사가 유독 눈에 많이 띈다. 그만큼 많은 사람들이 장에 주목하기 시작했다는 증거일 것이다. 그런데 잘 살펴보면 의심스러운 내용을 담고 있는 경우도 많다. 가장 대표적인 예는 '배변을 잘하면 날씬해진다'는 주장이다. 그러나 영양을 과다하게 섭취해서 체중이 증가하는 것과 배변 상태는 전혀 관계가 없다.

　물론 1~2주 정도의 오랜 시간 동안 배변하지 못하면 장 속에 축적된 변의 무게만큼 몸무게가 증가할 수는 있다.(단, 장에 오래 머물수록 대장에서 많은 수분을 흡수하므로 일반적인 변보다는 가벼워진다.) 그러나 식사로 섭취한 영양분은 소장(주로 회장)에서 흡수되며 대장은 배설만 담당할 뿐이다. 대장은 영양분과 아무런 관계가 없는 것이다.

　그런데 배변이 잘되면 살이 빠지는 것처럼 쓰인 책들이 있다. 이런 잘못된 정보 때문에 먹은 것을 빨리 배출하고 싶어서 변비약에 손대는 사람, 그러다 결국은 의존하게 되는 사람들이 많아졌는지도 모른다. 그런 내용의 책은 장을 주로 다루는 소화기 전문의가 쓴 것이 아닌 경우가 대부분이다. 그리고 지금까지 의사들은 변비에 제대로 대처하지 못했다.

나는 예전부터 장, 특히 변비에 관한 책들 중 대부분이 실제 환자의 상황을 반영하지 않은 것 같다는 생각을 했다. 변비에 관한 책인데도 변비약 의존증이나 대장 멜라노시스, 변의에 관한 이야기는 거의 없으니 말이다. 또한 변비를 분류할 때도 '이완성 변비, 경련성 변비, 직장성 변비'라는 예전의 분류를 당연하게 쓰고 있다. 그러나 이런 분류는 사실 출처가 명확하지 않다.

이 책에서도 이 분류법을 가볍게 언급하긴 했다. 그러나 실제로 환자를 진찰해보면 이에 들어맞지 않는 경우가 태반이다. 그래서 나는 환자의 실제 상황을 최대한 반영한 분류법을 고안해 그것에 기초한 치료와 생활지도를 하고 있다.

이 책에는 내가 매일 많은 환자들을 진찰하고 치료한 경험이 담겨 있다. 다시 말해, 환자들에게서 배운 내용을 정리한 책이다.

물론 내가 제시한 방법도 향후 진찰과 치료를 지속하면서 조금씩 바뀔지 모른다. 같은 방법을 쓰더라도 환자의 고통을 덜어주거나 좀더 수월하게 치료하기 위해 변경할 수도 있다. 그러나 그때까지 끊임없는 노력을 기울이며 환자들과 소통하고 싶다. 변비에서 해방된 사람의 웃는 얼굴이야말로 내 삶의 크나큰 낙이다.

환자 여러분도 변비에 진지하게 맞서길 바란다. 의사와 환자 모두의 진지한 태도가 뒷받침되어야만 잃어버린 배변력을 되찾을 수 있다.

마쓰이케 쓰네오

일주일이면 장이 달라진다
내 몸 해독의 시작
배변력

1판 1쇄 2015년 8월 31일

지은이 마쓰이케 쓰네오
옮긴이 노경아
발행인 김인태
발행처 삼호미디어
등록 1993년 10월 12일 제21-494호
주소 서울시 서초구 바우뫼로 41길 18(원원센터 4층)
www.samhomedia.com
전화 02-544-9456(영업부) | 02-544-9457(편집부)
팩스 02-512-3593

ISBN 978-89-7849-526-4 13510

Copyright 2015 by SAMHO MEDIA PUBLISHING CO.

이 도서의 국립중앙도서관 출판예정도서목록(CIP)은
서지정보유통지원시스템 홈페이지(http://seoji.nl.go.kr)와
국가자료공동목록시스템(http://www.nl.go.kr/kolisnet)에서 이용하실 수 있습니다.
CIP제어번호 : CIP2015016975

• 출판사의 허락 없이 무단 복제와 무단 전재를 금합니다.
• 잘못된 책은 구입처에서 교환해 드립니다.